Enfermagem em ginecologia e obstetrícia

Dados Internacionais de Catalogação na Publicação (CIP)
Jeane Passos de Souza – CRB 8ª/6189

Puglia, Ana Paula Mantovani
Enfermagem em ginecologia e obstetrícia / Ana Paula
Mantovani Puglia. – São Paulo: Editora Senac São Paulo, 2019.
(Série Apontamentos).

Bibliografia.
ISBN 978-85-396-2857-5 (impresso/2019)
eISBN 978-85-396-2858-2 (ePub/2019)
eISBN 978-85-396-2859-9 (PDF/2019)

1. Enfermagem 2. Enfermagem: Ginecologia 3. Enfermagem
: Obstetrícia 4. Enfermagem: Neonatologia 5. Saúde da mulher
I. Título. II. Série.

19-970t   CDD – 610.73
                                                          618.1
                                                          618.2
                                      BISAC MED033000
                                                MED058120

Índice para catálogo sistemático:

1. Enfermagem 610.73
2. Ginecologia 618.1
3. Obstetrícia 618.2

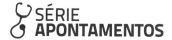

Enfermagem em ginecologia e obstetrícia

ANA PAULA MANTOVANI PUGLIA

Editora Senac São Paulo – São Paulo – 2019

ADMINISTRAÇÃO REGIONAL DO SENAC NO ESTADO DE SÃO PAULO
Presidente do Conselho Regional: Abram Szajman
Diretor do Departamento Regional: Luiz Francisco de A. Salgado
Superintendente Universitário e de Desenvolvimento: Luiz Carlos Dourado

EDITORA SENAC SÃO PAULO
Conselho Editorial: Luiz Francisco de A. Salgado
Luiz Carlos Dourado
Darcio Sayad Maia
Lucila Mara Sbrana Sciotti
Jeane Passos de Souza
Gerente/Publisher: Jeane Passos de Souza (jpassos@sp.senac.br)
Coordenação Editorial/Prospecção: Luís Américo Tousi Botelho (luis.tbotelho@sp.senac.br)
Márcia Cavalheiro Rodrigues de Almeida (mcavalhe@sp.senac.br)
Administrativo: João Almeida Santos (joao.santos@sp.senac.br)
Comercial: Marcos Telmo da Costa (mtcosta@sp.senac.br)

Edição e Preparação de Texto: Vanessa Rodrigues
Coordenação de Revisão de Texto: Luiza Elena Luchini
Revisão de Texto: Sandra Fernandes
Imagens: iStock, exceto figura 4.1 (Anvisa); fotos 4.4, 4.5 e 4.9 (divulgação);
figuras 6.1, 6.2a, 6.2b e 6.2c (Ministério da Saúde);
figuras 3.3, 5.1, 7.2, 7.3, 8.3, 8.4, 8.5 e 10.4 (Noctua Art)
Projeto Gráfico: RW3 Design
Editoração Eletrônica: Veridiana Freitas
Capa: Antonio Carlos de Angelis
Imagem da Capa: GettyImages
Impressão e Acabamento: Gráfica e Editora Triunfal

Proibida a reprodução sem autorização expressa.
Todos os direitos desta edição reservados à
Editora Senac São Paulo
Rua 24 de Maio, 208 – 3º andar – Centro – CEP 01041-000
Caixa Postal 1120 – CEP 01032-970 – São Paulo – SP
Tel. (11) 2187-4450 – Fax (11) 2187-4486
E-mail: editora@sp.senac.br
Home page: http://www.editorasenacsp.com.br
© Editora Senac São Paulo, 2019

Sumário

Nota do editor 7

Dedicatória 9

Agradecimentos 11

Apresentação 13

Introdução – A saúde da mulher e o papel
da enfermagem 17

Capítulo 1. O sistema reprodutor feminino 21

Capítulo 2. Fases biológicas da mulher 27

Capítulo 3. Doenças ginecológicas e das mamas 51

Capítulo 4. Exames ginecológicos e nas mamas......83

Capítulo 5. Gestação 119

Capítulo 6. Pré-natal 143

Capítulo 7. Intercorrências obstétricas 167

Capítulo 8. Assistência ao parto 219

Capítulo 9. Enfermagem em neonatologia 247

Capítulo 10. Amamentação..............................265

Anexo – Siglas em ginecologia e obstetrícia..........275

Referências 281

Índice geral...287

Nota do editor

A presente obra integra a ampla atualização, promovida pelo Senac, na bibliografia de seus cursos ligados à enfermagem. Para além das técnicas comuns da profissão (por exemplo, administração de medicamentos e aferição de sinais vitais, entre outras), existem peculiaridades em seus diversos segmentos que fazem a diferença na atuação de técnicos e auxiliares – os profissionais a quem este livro é destinado.

No âmbito da enfermagem em ginecologia e obstetrícia, deve-se considerar que o cuidado ao público feminino demanda competências alinhadas à Política Nacional de Atenção Integral à Saúde da Mulher (PNAISM), do Ministério da Saúde. Isso significa abordar temas como prevenção de doenças sexualmente transmissíveis (DSTs); atendimento às vítimas de violência sexual; planejamento familiar; assistência no pré-natal normal, na gestação de alto risco, no parto e no puerpério; climatério e menopausa; prevenção e detecção dos cânceres, entre outros.

A organização do livro busca, dentro de um percurso didático, abarcar todos esses temas. A primeira metade tem como foco a saúde da mulher (como prevenir, detectar e tratar patologias das mamas, doenças ginecológicas e DSTs); a segunda se dedica a gravidez/parto/puerpério, período em que um atendimento inadequado pode ter desdobramentos sérios sobre as condições clínicas e psicológicas da paciente.

Rigorosa nos aspectos técnicos e profundamente humana na abordagem, esta publicação reafirma o compromisso do Senac São Paulo com a formação de profissionais alinhados às demandas mais atuais do mercado e do público.

Dedicatória

Dedico esta obra a todos os leitores que, assim como eu, buscam na área da saúde uma fonte de inspiração profissional.

"A verdadeira coragem é ir atrás do seu sonho, mesmo quando todos dizem que ele é impossível."
(Cora Coralina)

Agradecimentos

A Deus, minha fonte de vida, por ter me encorajado nos momentos mais difíceis.

À minha querida mãe, Edite, em quem me inspiro todos os dias, por sua garra e sua fortaleza.

Aos meus filhos, Caio, Camila, Mel e Teodora, a quem devo tudo o que sou, pela força, pelo amor e por serem a fonte de inspiração da minha vida.

Ao meu amigo, confidente e esposo, Jair. Obrigada por confiar em mim e por sempre me apoiar nas alegrias e nas dificuldades.

E, em especial, a um anjo, Francisco de Assis Mantovani, meu pai, meu herói, que nunca deixou de me conduzir, mesmo estando a um "tantinho" de distância. Te amo muito, hoje e sempre.

A toda a equipe da Editora Senac São Paulo, por confiar e acreditar no meu trabalho.

Apresentação

A atuação de enfermagem na área de ginecologia e obstetrícia requer algumas competências específicas dos profissionais.

Para as atividades de maior complexidade, o profissional com graduação em enfermagem pode realizar a especialização em Enfermagem Obstétrica (com duração média de 12 meses, conforme a instituição). As atribuições e responsabilidades do enfermeiro obstetra estão descritas na Resolução nº 516/2016 do Conselho Federal de Enfermagem (Cofen).[1]

Técnicos e auxiliares de enfermagem – público ao qual este livro é destinado – desempenham funções menos específicas, porém não menos importantes.

Em todos os níveis de atuação – enfermeiro, técnico e auxiliar –, além do domínio de técnicas de enfermagem em geral (punção venosa, administração de medicamentos, aferição de pressão arterial, realização de curativos, entre outras), é necessária uma empatia bastante desenvolvida, pois os profissionais lidam com mulheres em situações de grande sensibilidade. Doenças ginecológicas, riscos obstétricos e dificuldades após uma gestação podem ter profundo impacto sobre a vida das mulheres.

A empatia, vale frisar, não tem relação com o sexo do profissional. Não há impedimento legal sobre a enfermagem em ginecologia e obstetrícia (GO) ser exercida por profissionais do sexo masculino. Como docente na área, atesto que é crescente a participação de homens nos cursos e que possuem postura respeitosa e profissional.

Não estão no escopo deste livro as técnicas gerais da atuação de enfermagem (punção venosa, administração de medicamentos, etc.). O conteúdo desta obra foi construído partindo do princípio de que

---

1 Disponível em: http://www.cofen.gov.br/resolucao-cofen-no-05162016_41989.html. Acesso em: 26 nov. 2018.

o leitor já as conhece (ou as está desenvolvendo) e que agora busca ampliar seu conhecimento para a área de ginecologia e obstetrícia.

Assim, as informações estão organizadas em dez capítulos que permitem ao leitor estabelecer as bases para a atuação em GO.

Os primeiros capítulos do livro se dedicam mais especificamente à ginecologia. O capítulo 1 apresenta a anatomia feminina; o capítulo 2 descreve as fases pelas quais todas as mulheres passam na vida (conhecimento este que ajuda muito o profissional de enfermagem a praticar a empatia citada anteriormente) e aborda métodos contraceptivos; o capítulo 3 traz esclarecimentos sobre as principais doenças ginecológicas e nas mamas (um conteúdo fundamental, considerando que boa parte da atuação da enfermagem consiste na orientação à mulher), e o capítulo 4 descreve os exames ginecológicos.

O restante do livro se concentra na obstetrícia: o capítulo 5 explica as fases da gravidez e as transformações no organismo da mulher; o capítulo 6 se debruça sobre o pré-natal, e o capítulo 7 aborda o delicado tema das intercorrências obstétricas, que exigem atuação diferenciada da enfermagem. O capítulo 8 explica todo o processo do parto e o puerpério; o capítulo 9 aborda os cuidados com o recém-nascido; e o décimo capítulo discorre sobre a amamentação, processo em que muitas mulheres experimentam dificuldades e frustrações e no qual a atuação da enfermagem é fundamental para auxiliá-las a superar obstáculos.

O conteúdo é encerrado com um anexo que traz as principais siglas utilizadas em GO. Muitas delas não são citadas ao longo do livro, mas, dentro do entendimento de que esta obra é uma base para o prosseguimento na área de GO, tais siglas possibilitam ao leitor já alcançar um patamar diferenciado de conhecimento.

Vale, aqui, observar também que o conteúdo utiliza, em muitos trechos, a expressão "paciente/cliente" para se referir à mulher atendida nos serviços de saúde. Essa expressão visa atender ao preconizado em texto do Ministério da Saúde sobre os termos "paciente", "cliente" e "usuário".

Segundo o *HumanizaSUS – documento base para gestores e trabalhadores do SUS*,

> Cliente é a palavra usada para designar qualquer comprador de um
> bem ou serviço, incluindo quem confia sua saúde a um trabalhador

da saúde. O termo incorpora a ideia de poder contratual e de contrato terapêutico efetuado. Se, nos serviços de saúde, o paciente é aquele que sofre, conceito reformulado historicamente para aquele que se submete, passivamente, sem criticar o tratamento recomendado, prefere-se usar o termo cliente, pois implica em capacidade contratual, poder de decisão e equilíbrio de direitos. Usuário, isto é, aquele que usa, indica significado mais abrangente, capaz de envolver tanto o cliente como o acompanhante do cliente, o familiar do cliente, o trabalhador da instituição, o gerente da instituição e o gestor do sistema. (BRASIL, 2008, p. 69-70)

Diante do exposto, o livro busca adequar a terminologia ao que é praticado nos ambientes profissionais da enfermagem.

Uma boa e proveitosa leitura.

Introdução – A saúde da mulher e o papel da enfermagem

O atendimento de saúde ao público feminino, no Brasil, é pautado pela Política Nacional de Atenção Integral à Saúde da Mulher (PNAISM), do Ministério da Saúde. O objetivo é atuar nos diversos aspectos que envolvem a qualidade de vida e o atendimento das necessidades da mulher.

Entre os programas oferecidos para garantir essa assistência integral, alguns dos mais importantes se referem a:

- prevenção de doenças sexualmente transmissíveis (DSTs);
- atendimento às vítimas de violência sexual;
- planejamento familiar;
- assistência no pré-natal normal, na gestação de alto risco, no parto e no puerpério (o período depois do parto até que a mulher retorne às suas condições habituais);
- controle da mortalidade materna;
- climatério e menopausa;
- prevenção e detecção dos cânceres ginecológicos e de mama;
- atendimento ginecológico.

Embora as técnicas e os procedimentos do universo da ginecologia e da obstetrícia constituam o cerne deste livro, é fundamental ressaltar outros aspectos que possibilitam a assistência integral à população feminina. São aspectos que vão além da técnica: a escuta atenta das queixas da mulher que procura atendimento; a valorização de todas as formas de expressão e comunicação dela; o estabelecimento de vínculo entre o profissional de saúde e a pessoa atendida.

Nesse contexto, os profissionais de enfermagem – enfermeiros, técnicos e auxiliares – devem estar cientes da qualidade do cuidado prestado; desenvolver ações humanizadas; reconhecer seu papel e sua contribuição na assistência à paciente/cliente; compreender os diferentes perfis e necessidades da paciente, levando em consideração fatores socioeconômicos, culturais e emocionais.

Competências do enfermeiro

- ▶ Acolher a mulher, oferecendo assistência humanizada.
- ▶ Atuar de forma ética em todas as situações que envolvam a assistência, atentando para o sigilo profissional.
- ▶ Coordenar a equipe de enfermagem durante a assistência prestada à mulher e à gestante.
- ▶ Realizar consultas de enfermagem e elaborar a Sistematização da Assistência de Enfermagem (SAE): coleta de dados, diagnóstico, planejamento, implementação e avaliação de enfermagem nos casos em que a paciente esteja hospitalizada.
- ▶ Acompanhar a rotina de procedimentos e atendimentos executados pela equipe de enfermagem nas unidades de atendimento ou hospitalares.
- ▶ Participar de processos educativos, como palestras, orientações e esclarecimento de dúvidas da população e da equipe.
- ▶ Realizar treinamentos para aperfeiçoar e aprimorar os conhecimentos da equipe.

Competências do técnico e do auxiliar de enfermagem

- ▶ Acolher a mulher, oferecendo assistência humanizada.
- ▶ Atuar de forma ética em todas as situações que envolvam a assistência, atentando para o sigilo profissional.
- ▶ Esclarecer dúvidas que a mulher apresente e orientar quanto a medos e angústias.
- ▶ Orientar e incentivar a mulher quanto à realização de consultas e exames preventivos.
- ▶ Participar dos programas educativos de assistência à mulher.
- ▶ Realizar os procedimentos de enfermagem.

- Auxiliar a equipe multiprofissional na realização de procedimentos.
- Registrar em prontuário médico as condutas realizadas.

Violência contra a mulher

Como visto anteriormente, realizar a atenção integral à saúde da mulher significa colocar em prática ações de promoção, proteção, assistência e recuperação da saúde da população feminina. Nesse âmbito, está a violência a que esse público pode ser submetido.

A violência contra a mulher é considerada um ato que representa a quebra de aspectos como a integralidade, a moralidade e a dignidade, com impactos psicológico, emocional e social. Aqui destacamos a violência sexual, a agressão física e o assédio, entre outras formas de violência, muitas vezes causadas por terceiros ou por pessoas próximas da mulher.

A repercussão dessa situação deve ser tratada e acompanhada por equipe multiprofissional (médicos, **enfermagem**, psicólogos, assistentes sociais, entre outros profissionais). Órgãos como delegacia da mulher e centros de referência para assistência à mulher devem estar preparados para atender de forma digna e respeitosa a vítima, que se encontra fragilizada.

A atuação multiprofissional inclui:
- oferecer acolhimento, demonstrando atitude compreensiva, solidária;
- evitar comentários ou críticas que possam causar ou aumentar o sofrimento da mulher;
- ajudar a identificar o grau de risco em que mulher está inserida, para que sejam tomadas providências que possam garantir sua proteção;
- notificar e acionar o Conselho Tutelar e/ou a Vara da Infância em casos de suspeita ou confirmação de violência contra adolescentes e crianças;
- oferecer apoio psicológico e emocional à vítima;
- avaliar e tratar as lesões físicas, incluindo genitais e extragenitais;
- auxiliar a prevenção contra a gravidez indesejada, seguindo os protocolos da unidade de atendimento;
- administrar a profilaxia para tratamento precoce de DST/HIV, seguindo protocolos estabelecidos pela unidade de atendimento;
- orientar a mulher sobre seus direitos, como a realização de boletim de ocorrência, exame de corpo de delito, aborto legal,

segmento ambulatorial médico-psicossocial especializado e a Lei Maria da Penha.[1]

Nesse contexto, a equipe de enfermagem se faz atuante, de modo ético, proporcionando oferta de cuidados e apoio emocional para minimizar danos e complicações que possam cercar a saúde da mulher, bem como amenizar os possíveis traumas.

Violência obstétrica

A violência obstétrica é definida por muitos estudiosos como a forma de abordagem desrespeitosa à gestante ou à mulher que deu à luz recentemente (chamada de puérpera) por parte de profissionais da saúde. Essa abordagem pode resultar em prejuízos emocionais, psicológicos e sociais.

Para realizar a assistência humanizada e adequada à mulher em período gestacional ou puerperal, a equipe – não apenas a de enfermagem, mas a equipe de saúde multiprofissional – deve adotar as condutas apresentadas a seguir.

- ▶ Conhecer os direitos legais da mulher (gestante/puérpera).
- ▶ Proporcionar que a paciente receba assistência livre de danos, maus-tratos e discriminação.
- ▶ Orientar a paciente sobre as informações de seu estado de saúde, para que ela possa compreender a assistência que está sendo direcionada a ela.
- ▶ Proporcionar oportunidades para a mulher fazer suas próprias escolhas, principalmente sobre a condução do parto e a realização de exercícios preparatórios para o parto, entre outras situações.
- ▶ Permitir a permanência de acompanhante durante a internação na unidade obstétrica e no centro obstétrico.
- ▶ Proporcionar privacidade e sigilo à paciente/cliente.

Em suma, as ações desenvolvidas pela equipe de enfermagem visam atender às necessidades da mulher em todas as esferas (física, biológica, emocional e social), com o intuito de promover qualidade de vida e prevenir agravos à saúde.

---

1 Disponível em: http://www.planalto.gov.br/ccivil_03/_ato2004-2006/2006/lei/l11340.htm. Acesso em: 11 set. 2018.

O sistema reprodutor feminino

1

O sistema reprodutor feminino é formado por órgãos e estruturas externos e internos. O conjunto de órgãos genitais femininos externos, visíveis, corresponde à **vulva**. A vulva faz parte do sistema reprodutor e possui as estruturas descritas a seguir.

- ▶ **Púbis ou monte de Vênus:** trata-se de uma proeminência formada por tecido adiposo. É coberto por pelos que surgem na adolescência. O púbis, chamado também de monte de Vênus, serve como proteção do osso púbico.
- ▶ **Grandes lábios:** são duas pregas cutâneas alongadas (se estendem do púbis até o períneo) que têm a função de proteger a abertura da vagina e a da uretra contra agentes infecciosos (bactérias e fungos, por exemplo). As faces externas dos grandes lábios são recobertas de pelos; as internas são lisas e sem pelos.
- ▶ **Pequenos lábios:** são duas pregas cutâneas finas, no interior dos grandes lábios. Não apresentam pelos e possuem glândulas sudoríparas e sebáceas. É uma área vascularizada, que aumenta de tamanho quando a mulher está excitada. Os pequenos lábios delimitam a região do vestíbulo vulvar.
- ▶ **Vestíbulo vulvar:** é o espaço entre os pequenos lábios no qual se encontram a abertura da uretra e a abertura da vagina. Também aqui se localizam as glândulas de Bartholin (ou glândulas vestibulares). Essas glândulas têm a função de secretar muco durante a relação sexual e de lubrificação da vagina. A glândula de Bartholin pode inflamar, causando a bartholinite (ver página 61).
- ▶ **Clitóris:** é uma estrutura formada de tecido erétil e que possui a capacidade de se dilatar em razão do ingurgitamento de sangue nos vasos. É composto por ramos do clitóris, corpo do clitóris e glande do clitóris (esta é a porção visível). A glande do clitóris, localizada na região de junção dos pequenos lábios, exerce importante papel na excitação sexual da mulher.

- **Meato uretral:** consiste no orifício pelo qual sai a urina e se situa entre a entrada da vagina e o clitóris. O meato uretral não faz parte dos órgãos genitais femininos, mas é descrito aqui em razão de sua localização na anatomia da mulher.
- **Introito vaginal:** é a entrada da vagina e se localiza na parte inferior do vestíbulo.
- **Períneo:** consiste em uma área muscular que se inicia na parte inferior da vulva e se estende até o ânus. É na região do períneo que, em alguns casos, realiza-se a episiotomia (ver página 234), para facilitar o parto.

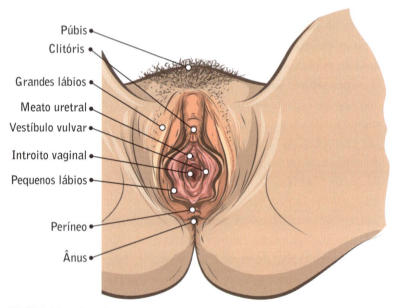

FIGURA 1.1 – Genitália externa da mulher.

As estruturas internas do sistema reprodutor feminino são apresentadas a seguir.

- **Ovários:** correspondem a duas glândulas, localizadas na cavidade pélvica entre a bexiga e o reto. Os ovários são responsáveis pela produção dos hormônios sexuais femininos (progesterona e estrogênio). São também responsáveis pela produção e pelo armazenamento dos óvulos.

- **Tubas uterinas ou trompas de Falópio:** são canais que ligam o útero aos ovários. Medem aproximadamente de 10 cm a 14 cm e atuam no transporte dos óvulos (produzidos nos ovários) após a ovulação até a cavidade uterina. As tubas uterinas apresentam quatro subdivisões: a **porção uterina** (ligada à parede do útero); a **porção istmo** (localizada na parte estreita superior à porção uterina); a **ampola** (de menor diâmetro e onde ocorre a fecundação); e o **infundíbulo** (com formato de funil e onde o óvulo é captado com ajuda das fímbrias).
- **Fímbrias:** são prolongamentos em formatos de "dedos" nas extremidades das tubas uterinas. Elas "pairam" sobre os ovários e, por meio de movimentos, auxiliam no transporte do óvulo liberado durante a ovulação para dentro da tuba uterina, a fim de que possa haver fecundação quando do ato sexual.
- **Útero:** é um órgão muscular oco, flexível, localizado entre a bexiga e o reto. Tem a função de receber e de implantar os embriões. É, também, o responsável por expulsar o feto no momento do parto, por meio de contrações. O útero pode apresentar variações no tamanho e na posição. Quanto à estrutura, é dividido em:
  - **fundo do útero:** extremidade superior, em que se localiza a implantação das tubas uterinas;
  - **corpo do útero:** parte superior ao canal uterino e que possui musculatura flexível para se distender durante as fases da gestação;
  - **canal cervical:** região estreita, curta e inferior ao corpo do útero;
  - **cérvix ou colo:** parte inferior do útero, que se comunica com as porções supravaginal e vaginal;
  - **perimétrio:** camada mais externa do útero;
  - **miométrio:** camada média da parede uterina, composta por fibras musculares. No miométrio pode surgir o mioma uterino intramural, um dos problemas ginecológicos mais comuns (ver página 66);
  - **endométrio:** tecido que reveste internamente o útero, formado por mucosa lisa e cuja função é assegurar a implantação do óvulo fecundado. O endométrio passa por modificações conforme as fases do ciclo menstrual e da gestação. Na endometriose, ocorre

a presença de tecido endometrial fora da cavidade uterina (ver página 64).

▶ **Vagina:** é um canal que mede aproximadamente 9 cm de comprimento e 3 cm de diâmetro, localizado entre a bexiga e o ânus. Esse canal possui paredes flexíveis, com capacidade de se distender. A função da vagina é receber o pênis durante a relação sexual e permitir a saída do bebê no parto (daí a importância da capacidade de se distender). O limite entre a vulva (o conjunto dos órgãos genitais femininos externos) e o canal vaginal é constituído pelo hímen, membrana que geralmente se rompe quando a mulher tem a primeira relação sexual.

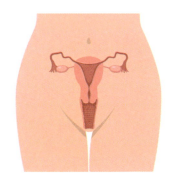

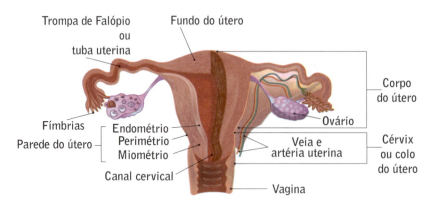

FIGURA 1.2 – Sistema reprodutor feminino.

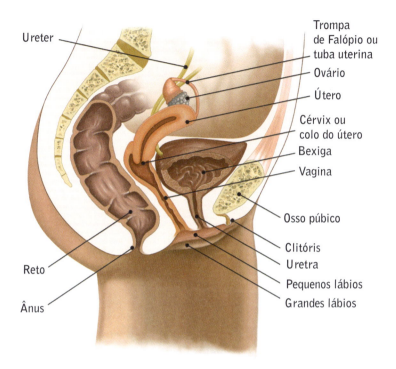

FIGURA 1.3 – Estruturas (internas e externas) da pélvis feminina.

Mamas

A glândula mamária não faz parte do sistema reprodutor feminino propriamente dito, mas pode ser considerada um órgão acessório da reprodução, pois a reprodução é auxiliada pelo aleitamento materno (ver página 265).

Externamente, a mama é coberta por pele lisa. No centro, estão a **aréola** e a **papila** (**mamilo**), que possui pequenos orifícios pelos quais o leite é excretado durante a amamentação. Na região do mamilo existem os tubérculos de Montgomery (protuberâncias formadas pelas glândulas de Montgomery, responsáveis por produzir secreções sebáceas que mantêm o mamilo lubrificado).

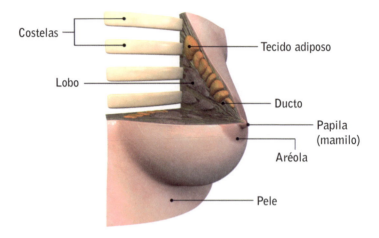

FIGURA 1.4 – Anatomia da mama.

A mama é formada pelas glândulas mamárias e por um estroma de tecido conjuntivo que contém tecido adiposo. Ela possui até 20 glândulas mamárias individuais (lobos mamários), que desembocam na papila (mamilo) por meio de um ducto excretor.

As mamas começam a se desenvolver na puberdade, pela ação dos hormônios femininos produzidos nos ovários.

Durante a gestação, o aumento dos hormônios estimula o desenvolvimento das glândulas mamárias. Após o parto, o leite passa a ser produzido. O tamanho e o formato das mamas variam de mulher para mulher e não interferem na quantidade de leite.

As mamas das mulheres mais jovens apresentam maior quantidade de tecido glandular, por isso são mais firmes. Conforme se aproxima a menopausa (ver página 45), o tecido glandular vai se atrofiando e sendo substituído progressivamente pelo tecido adiposo, resultando em perda de firmeza.

As doenças nas mamas não são, estritamente falando, patologias ginecológicas, mas serão abordadas neste livro em razão de sua relação com os hormônios femininos e da importância para a saúde da mulher.

Fases biológicas da mulher 2

A atenção à saúde da mulher baseia-se em métodos e condutas que visam assisti-la em suas diferentes fases biológicas. Para isso, é necessário entender as principais particularidades dessas fases e compreender a atuação da equipe de enfermagem quando ela é requerida.

As fases biológicas no organismo feminino descrevem o processo de alterações fisiológicas e de maturação que são reguladas e controladas por ações hormonais. Em todos os eventos que serão abordados neste capítulo, é preciso levar em conta que cada mulher apresenta características diferentes e que um mesmo evento pode ocorrer com intensidades diversas.

Outros fatores que podem contribuir para alterações nas fases biológicas do organismo feminino são as condições e os hábitos de vida. Fumo, consumo de álcool e estresse, por exemplo, podem, com o tempo, contribuir para o aparecimento de doenças.

Quando uma mulher procura o serviço de saúde, é de suma importância que os profissionais valorizem suas queixas, suas inseguranças, seus medos e suas dúvidas, para que possam detectar qual necessidade dela requer atenção imediata.

Muitos estudos mostram que as principais queixas que levam a mulher a procurar assistência ginecológica são dor, modificações no ciclo menstrual, ocorrência de hemorragias e corrimento vaginal. Esses problemas são avaliados pelo médico ginecologista.

Quanto à equipe de enfermagem, compete ao **enfermeiro** realizar a **consulta de enfermagem**, para realização da triagem.

Já os **técnicos** e os **auxiliares** devem realizar **procedimentos técnicos** quando necessário e **fornecer orientações** cabíveis para cada caso.

A atuação da enfermagem nem sempre está presente em todas as fases do processo reprodutivo da mulher. É na fase do climatério (ver página 45), período marcado por alterações e sintomas mais intensos, que a enfermagem é mais requisitada.

Hormônios sexuais femininos

Os hormônios são substâncias responsáveis por carregar mensagens de um órgão para outro órgão ou para outros tecidos do organismo. No caso dos hormônios sexuais, a principal função é regular o funcionamento do ciclo reprodutivo, tanto no homem como na mulher.

Nos hormônios sexuais femininos podemos destacar o **estrógeno (ou estrogênio)** e a **progesterona**, cuja produção ocorre principalmente nos ovários durante a vida reprodutiva. Esses hormônios promovem o desenvolvimento da camada interna do útero, preparando-o para uma possível gestação. Quando não ocorre a fecundação, a produção hormonal diminui, ocorrendo a descamação da camada interna. Esse processo é a menstruação.

Menstruação

A menstruação é um processo fisiológico particular do organismo feminino, marcado pela perda periódica de sangue. O sangramento ocorre em decorrência da descamação do revestimento interno do útero e tem duração aproximada de 3 a 5 dias.

Esse processo se inicia na puberdade (ver página 43), por volta dos 12 anos de idade. Em cada ciclo menstrual, a perda sanguínea varia entre 100 mL e 300 mL. O término dos ciclos ocorre, em geral, entre os 48 e os 53 anos de idade e corresponde à menopausa (ver página 45).

Ciclo menstrual

O ciclo menstrual consiste no período entre o **primeiro dia da menstruação atual até o primeiro dia da menstruação seguinte**. Em geral, tem duração de 28 a 30 dias, mas existem mulheres com ciclos mais curtos (por exemplo, de 25 dias) ou mais longos (de 32 dias). Contudo, seja qual for a duração do ciclo, ele sempre obedece a três fases, como é possível ver na figura 2.1.

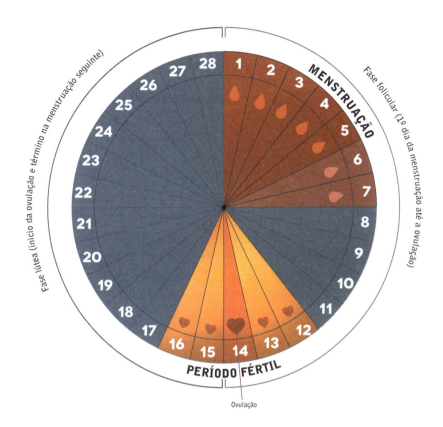

FIGURA 2.1 – O ciclo menstrual (de 28 dias, como exemplo).

- **Primeira fase (fase folicular):** é o período que se inicia no primeiro dia do ciclo e termina na fase da ovulação. Ou seja, sua duração representa aproximadamente metade do ciclo. Nesta fase o cérebro aumenta a produção do hormônio folículo-estimulante (FSH), que leva os ovários a amadurecerem os óvulos. O ovário passa a liberar maiores quantidades do hormônio estrógeno, responsável por preparar o revestimento do útero para uma gestação.
- **Segunda fase (ovulação):** nesta fase, os níveis de estrógeno estão aumentados, desencadeando a produção do chamado hormônio luteinizante (LH). Esse hormônio tem a função de selecionar o óvulo mais maduro e fazê-lo sair do ovário. Esta é a ovulação. Tomando como exemplo um ciclo de 28 dias, corresponde à metade dele, ou seja, ao 14º dia. O óvulo liberado é captado pelas fímbrias

(como visto no capítulo 1) e viaja pela tuba uterina até chegar ao útero. O período em que ocorre a ovulação é o chamado **período fértil** e tem duração de aproximadamente 6 dias (cerca de 2 a 3 dias antes e depois do dia da ovulação). Nesse período, a mulher pode engravidar caso tenha relação sexual sem a utilização de métodos contraceptivos (mais informações sobre esses métodos nas páginas 31-38).

▶ **Terceira fase (fase lútea):** inicia-se com o processo de ovulação e termina quando ocorre a menstruação seguinte. Nesta fase, o endométrio (uma das camadas do útero; ver capítulo 1) secreta nutrientes, preparando o revestimento uterino. É comum a mulher apresentar sensibilidade na região mamária e alterações de humor – a conhecida tensão pré-menstrual (TPM). Se não ocorre fecundação do óvulo por um espermatozoide, os níveis de estrógeno e de progesterona diminuem e acontece a descamação do revestimento uterino, resultando no sangramento menstrual.

MÉTODOS ANTICONCEPCIONAIS

Pelo contato próximo com a paciente/cliente que a profissão de enfermagem propicia, é importante que enfermeiros, técnicos e auxiliares tenham conhecimento dos métodos contraceptivos ou anticoncepcionais. É preciso entender a ação e o modo de usar de cada método, para poder auxiliar a mulher em caso de dúvidas. O quadro 2.1 apresenta os mais comuns.

Método contraceptivo	Atuação	Vantagens	Desvantagens	Observações
Adesivo anticoncepcional.	É um "patch", como se fosse um esparadrapo, que, colocado sobre a pele, libera os hormônios estrógeno e progesterona, impedindo a liberação de óvulos pelos ovários e impossibilitando o espermatozoide de atingir o óvulo.	Não interfere no contato íntimo.	Exige disciplina por parte da mulher. O adesivo não é transparente, de modo que pode ficar visível dependendo do local em que é aplicado e da roupa usada.	A mulher deve aplicar o adesivo na parte superior do braço, na parte inferior do abdome, nas nádegas ou nas costas. O adesivo deve ser deixado por 1 semana. Depois, deve ser substituído por um novo. Deve ser colocado um novo adesivo a cada semana durante 3 semanas (21 dias). Na 4ª semana, é feita uma pausa, e ocorre a menstruação. Ao final da 4ª semana, o processo é reiniciado (aplicação por 3 semanas e pausa por 1 semana).

(cont.)

FASES BIOLÓGICAS DA MULHER | 31

Método contraceptivo	Atuação	Vantagens	Desvantagens	Observações
Anel vaginal.	É um dispositivo de borracha introduzido na vagina pela própria mulher, como é feito no caso de um absorvente interno. O anel libera os hormônios estrógeno e progesterona, que entram na corrente sanguínea e inibem a ovulação.	Não interfere no contato íntimo.	Não é indicado em vários casos, como problemas no fígado ou pressão alta.	A mulher deve permanecer com o anel durante 3 semanas, retirá-lo e fazer uma pausa de 7 dias para a menstruação vir, para então colocar um novo anel.
Diafragma vaginal.	É um dispositivo maleável, feito de silicone ou látex, em forma de anel, que impede a entrada dos espermatozoides no útero, evitando a fecundação do óvulo.	O diafragma não interfere no contato íntimo e pode ser inserido até 24 horas antes da relação sexual. Não utiliza hormônios.	Exige disciplina, pois precisa ser colocado no máximo até 30 minutos antes da relação sexual e retirado 12 horas após o ato.	O diafragma pode ser usado várias vezes durante 2 anos, em média. Depois de cada uso, deve ser lavado e guardado em um local limpo.

(cont.)

Método contraceptivo	Atuação	Vantagens	Desvantagens	Observações
Dispositivo intrauterino (DIU).	É um dispositivo em forma de T, formado de plástico ou de cobre, que é introduzido no útero, ali permanecendo por muitos anos. Dependendo do tipo de DIU, a ação do cobre ou a liberação de hormônios dificultam a fecundação.	O DIU tem alta eficácia, não interfere no ato sexual e pode ser recomendado para as mulheres que se esquecem de tomar anticoncepcional todos os dias no mesmo horário.	O DIU precisa ser introduzido pelo médico. O custo do produto pode ser alto, embora o dispositivo também seja colocado gratuitamente na rede SUS (para isso, a mulher deve ser inserida em programa de acompanhamento e estar apta para recebê-lo). O DIU pode provocar aumento do sangramento.	Dependendo do tipo do DIU, ele pode permanecer no corpo por 5 anos ou mesmo por 10 anos.
Implante anticoncepcional.	É um pequeno tubo de silicone, como uma haste flexível, introduzido sob a pele do braço. Esse implante libera hormônios para o sangue lentamente, impedindo a ovulação e dificultando a ação dos espermatozoides.	O implante não interfere no ato sexual. Pode ser recomendado para mulheres que tenham dificuldade para tomar a pílula anticoncepcional todos os dias no mesmo horário ou apresentem contraindicação para a administração por outras vias (oral, cutânea e/ou intramuscular).	Pode ter custo elevado e precisa ser colocado sob a pele por um profissional de saúde.	O implante pode permanecer no braço da mulher por até 3 anos. Só pode ser retirado pelo ginecologista.

(cont.)

Método contraceptivo	Atuação	Vantagens	Desvantagens	Observações
Injeção anticoncepcional.	A injeção libera de forma lenta hormônios que evitam a ovulação.	Pode ser recomendado para mulheres que não podem utilizar outros métodos (como pílula e DIU) ou que têm dificuldade para se lembrarem de tomar a pílula.	O uso prolongado pode provocar aumento do apetite, além de dores de cabeça, acne e queda de cabelo.	A injeção anticoncepcional precisa ser aplicada no músculo do braço ou da perna 1 vez por mês ou de 3 em 3 meses em um serviço de saúde.
Esterilização (laqueadura e vasectomia).	A laqueadura (na mulher) consiste em fazer um corte ou um torniquete nas trompas, que são fechadas, impedindo o espermatozoide de chegar ao óvulo. A vasectomia (no homem) é a cirurgia em que é realizado um corte no canal pelo qual passam os espermatozoides.	A eficácia é de 100%.	A laqueadura é um método definitivo. A vasectomia em algumas situações pode ser revertida, mas esse processo não é fácil.	Por serem métodos definitivos, em geral são realizados em mulheres ou homens com mais de 40 anos ou com indicação médica.

(cont.)

Método contraceptivo	Atuação	Vantagens	Desvantagens	Observações
Pílula anticoncepcional. Há a pílula combinada, que tem estrógeno e progesterona, e a ''minipílula'', que contém apenas progesterona e costuma ser indicada pelo médico a mulheres fumantes, com mais de 35 anos ou que estejam amamentando.	Os hormônios da pílula são parecidos com os produzidos pelos ovários, fazendo com que a ovulação não ocorra e não haja um óvulo pronto para ser fecundado.	A pílula costuma ser prescrita pelo médico para amenizar sintomas de TPM, reduzir o fluxo menstrual, regular o ciclo menstrual, melhorar quadro de acne e ajudar a prevenir patologias como doença inflamatória pélvica (ver página 67) e cistos.	Exige disciplina, pois a mulher precisa tomar o comprimido todos os dias no mesmo horário. Algumas mulheres relatam ter náuseas, perda de libido e dores de cabeça.	Para ser eficaz, na maioria dos casos a mulher precisa tomar 1 comprimido por dia, sempre no mesmo horário, durante 21 dias até ao final da cartela. Quando a cartela termina, ela faz uma pausa de 7 dias, quando ocorre a menstruação. No 8º dia, uma nova cartela deve ser reiniciada, e assim sucessivamente.

(cont.)

Método contraceptivo	Atuação	Vantagens	Desvantagens	Observações
Preservativo feminino (camisinha feminina).	É uma espécie de "bolsa" de 15 cm de comprimento por 8 cm de diâmetro, com dois anéis flexíveis. Um fica na extremidade fechada e servindo de guia para a colocação do preservativo no fundo da vagina. O segundo, na outra ponta, é aberto e cobre a vulva. É feita de material mais fino que o látex da camisinha masculina, e mais lubrificada.	Pode ser usado na hora em que for necessário e carregado na bolsa. Não interfere na amamentação. Não utiliza hormônios. Junto com a camisinha masculina, é o único método contraceptivo que protege do contágio de doenças sexualmente transmissíveis (DSTs).	Interfere no contato íntimo e exige prática da mulher para colocá-la da maneira correta. Pode rasgar se não for adequadamente utilizada. Algumas mulheres podem apresentar alergia ao material.	A mulher deve abrir a embalagem com cuidado, para não furar o preservativo. Depois, deve segurar a argola menor com o polegar e o indicador, apertar a argola e introduzir a camisinha na vagina com o dedo indicador, empurrando-a até o fundo da vagina. A argola maior deve ficar para fora da vagina. A camisinha feminina não pode ser usada ao mesmo tempo que a masculina.

(cont.)

FASES BIOLÓGICAS DA MULHER

Método contraceptivo	Atuação	Vantagens	Desvantagens	Observações
Preservativo masculino (camisinha).	É um dispositivo (geralmente de látex) colocado no pênis ereto e que funciona como uma barreira, coletando o esperma do homem.	Pode ser usado na hora em que for necessário e levado no bolso ou na bolsa. A camisinha tem custo baixo e é o único método contraceptivo que protege do contágio de DSTs.	Precisa ser colocado corretamente antes do ato, para ter a eficácia pretendida. A utilização inadequada pode provocar o rompimento do preservativo durante o ato sexual.	Após a embalagem ser aberta, a camisinha deve ser segurada na ponta e desenrolada um pouco, para que seja identificado o lado correto. (Se a camisinha não desenrolar, a ponta deve ser virada para o outro lado). O preservativo deve, então, ser colocado na cabeça do pênis ereto, sendo apertada na ponta, para impedir a entrada de ar. Deve-se então desenrolar o preservativo até a base do pênis. Depois, segurando-se a base do preservativo, a ponta deve ser ligeiramente puxada de modo que seja criado um espaço entre o pênis e a camisinha. Deve ser bem apertado o espaço criado na ponta da camisinha, para retirar todo o ar. Após a ejaculação, a camisinha deve ser retirada com o pênis ainda ereto.

(cont.)

Método contraceptivo	Atuação	Vantagens	Desvantagens	Observações
"Tabelinha" (método do calendário).	Consiste na realização de cálculos para identificar o início e o fim do período fértil, evitando a relação sexual no período de fertilidade.	Não apresenta custos nem efeitos colaterais. Proporciona à mulher o autoconhecimento de seu sistema reprodutivo.	Apresenta índice elevado de falhas. Algumas mulheres podem ter dificuldade para detectar o período fértil.	Antes de começar a aplicar a tabelinha, a mulher deve conhecer seu ciclo por 6 meses aproximadamente (ver figura 2.1). Para o método ser eficaz, o ciclo menstrual precisa ser absolutamente regular, pois os espermatozoides podem sobreviver 3 dias no aparelho genital da mulher, e os óvulos permanecem no local por aproximadamente 1 dia.

Como visto, o quadro 2.1 apresenta métodos que utilizam hormônios e alguns que não os utilizam. Entre os que não usam hormônios estão os chamados **métodos naturais** e comportamentais. Além da **tabelinha**, são métodos naturais o **coito interrompido**, o **método da temperatura basal** e o **método de Billings (ou muco cervical)**. No entanto, eles apresentam desvantagens importantes. O coito interrompido, que consiste em interromper o ato antes da ejaculação, é considerado pouco eficiente. O método da temperatura basal pode ser de difícil controle para a mulher, pois ela precisa monitorar a temperatura corporal matinal (oral, vagina e retal) em horário fixo e evitar a relação sexual quando a temperatura está mais elevada. O método do muco também exige observação e atenção: como na ovulação ocorre aumento do muco cervical, a mulher deve evitar o ato sexual ao menor sinal de presença do muco.

Outro método natural é a amenorreia (suspensão da menstruação) por causa da **amamentação**. Nos primeiros 6 meses após o parto, a mulher que está amamentando (**desde que o leite materno seja a única fonte de alimentação** do bebê) não menstrua e está protegida de uma gravidez não planejada.

Distúrbios menstruais

Em algumas mulheres, o processo menstrual pode apresentar variações ao longo da vida reprodutiva, acarretando transtornos. Os distúrbios menstruais muitas vezes estão relacionados a fatores como Índice de Massa Corpórea (IMC) elevado, número de partos e o tipo de método contraceptivo adotado pela mulher.

No caso do IMC, os estudos mostram que obesidade (IMC elevado) afeta a ação hormonal e, por consequência, o ciclo menstrual. No caso do método contraceptivo, alguns deles causam efeitos colaterais, por isso seu uso deve ser orientado pelo profissional médico.

O quadro 2.2 apresenta os principais distúrbios menstruais, com seus nomes clínicos. É importante que o profissional de enfermagem conheça as manifestações atípicas relacionadas à menstruação, para atuar no nível de orientação ao público feminino, alertando a mulher com o intuito de que ela procure atendimento médico.

QUADRO 2.2 – Distúrbios menstruais.

Distúrbio menstrual	Sintomas e manifestações
Amenorreia.	Ausência da menstruação. Pode estar associada a distúrbios metabólicos e/ou nutricionais, alterações psicoemocionais, ocorrência de gravidez e/ou lactação (amamentação).
Dismenorreia.	Ciclo menstrual acompanhado de cólicas no baixo ventre com intensidade dolorosa variável.
Espaniomenorreia.	Intervalo dos ciclos menstruais de 2 ou 3 meses, aproximadamente.
Hipermenorreia.	Duração da menstruação acima de 5 dias. (Hiper = "além"; "excesso".)
Hipomenorreia.	Duração da menstruação inferior a 2 dias. (Hipo = "escassez".)
Menorreia.	Ocorrência de hemorragias no período menstrual, o que pode sugerir processos inflamatórios, estresse, alterações endócrinas e tumores.
Menóstase.	Interrupção súbita da menstruação, relacionada principalmente a fatores emocionais.
Metrorragia.	Ocorrência de hemorragias não relacionadas ao período menstrual. Pode estar ligada a doenças (com ou sem malignidade).
Oligomenorreia.	Fluxo menstrual diminuído.
Opsomenorreia.	Intervalos dos ciclos menstruais maiores que 35 a 40 dias, aproximadamente.
Proiomenorreia.	Intervalos dos ciclos menstruais menores que 25 dias, resultando em aumento da frequência dos ciclos.
Polimenorreia.	Ocorrência do ciclo menstrual a cada 15 dias.

Fonte: adaptado de Carvalho (2007) e Neme (2005).

INTERVENÇÕES DE ENFERMAGEM

Como dito anteriormente, os profissionais de enfermagem são capazes de exercer um importante papel de orientação ao público feminino sobre os distúrbios menstruais, pois esses distúrbios podem indicar outros problemas de saúde da mulher. A orientação contribui para que a mulher busque atendimento para investigar o problema.

Assim, a enfermagem deve atuar conforme explicado a seguir.

- ▶ Ressaltar para a mulher que a menstruação é um processo natural e saudável do organismo feminino. Atenção maior deve ser dada caso a mulher note algo diferente do habitual (por exemplo, duração irregular dos períodos e sangramento fora do período esperado, além dos sintomas citados no quadro 2.2).
- ▶ Manter a mulher informada sobre a importância da higiene íntima e da troca frequente do absorvente. Reforçar para a mulher que as mãos devem ser lavadas sempre antes e depois de colocar e tirar qualquer tipo de absorvente (ver quadro 2.3).
- ▶ Eliminar crendices populares em relação à menstruação, como a de que a mulher não pode lavar os cabelos quando está menstruada. Não existe nenhuma proibição quanto a isso.
- ▶ Fornecer orientações sobre planejamento familiar, como a utilização dos métodos contraceptivos.

QUADRO 2.3 – Tipos de absorvente.

Tipo do absorvente	Características
Absorvente higiênico.	Nos dias de fluxo menstrual fraco, os absorventes mais finos e sem abas costumam ser eficientes e podem ser trocados a cada 4 horas. Nos dias de maior fluxo, é necessário trocar sempre que o absorvente se mostrar cheio. Mulheres com propensão a alergia devem evitar os modelos de cobertura seca.

(cont.)

Tipo do absorvente	Características
Absorvente interno (tampão).	Para colocar o modelo sem aplicador, deve-se segurar o produto com os dedos médio e polegar e, com a outra mão, expor o orifício da vagina. Então, deve-se posicionar o absorvente na entrada do canal vaginal e o empurrar com o dedo indicador, por cerca de 3 cm a 4 cm, até o produto não ser mais sentido. A cordinha fica pendurada para fora da vagina e serve para puxar o produto na hora de tirá-lo. Para introduzir a versão com aplicador, siga os mesmos passos. O produto deve ser posicionado na entrada do canal vaginal e empurrado com o dedo indicador até que entre. O tubo interno (mais fino) deve ser empurrado para dentro do tubo externo (mais grosso). A cordinha fica para fora. Embora o rompimento do hímen não seja provável com o absorvente interno, em geral os médicos não costumam recomendar o uso do tampão por mulheres virgens. Os tampões devem ser trocados a cada 3 a 4 horas.
Coletor ("copinho").	O coletor, feito de plástico maleável e hipoalergênico, deve ser introduzido no canal vaginal durante a menstruação. Os médicos recomendam retirar a cada 4 horas para ser lavado (com a água e sabão neutro) e introduzido novamente. Para introduzir o produto no canal vaginal, a mulher deve estar sentada em posição confortável e dobrar o coletor, formando um "U". Não costuma ser indicado para mulheres virgens, por haver possibilidade de rompimento do hímen.
Calcinha absorvente.	A calcinha absorvente tem um forro com algumas camadas de tecido (normalmente três), capazes de absorver o fluxo menstrual. Deve ser trocada a cada 3 a 4 horas e lavada.

Puberdade

A puberdade corresponde ao conjunto das transformações psicofisiológicas ligadas à maturação sexual na passagem da infância para a adolescência. Em geral, começa entre 11 e 14 anos nas meninas. Esse período envolve mudanças no organismo e na estrutura física. Nele ocorrem a primeira menstruação (**menarca**), o desenvolvimento das mamas (**telarca**) e o aumento de secreções (**adrenarca**). (Ver mais informações sobre adolescência e puberdade na página 138.)

Algumas das principais alterações externas ligadas à puberdade podem ser divididas em cinco estágios, como mostra o quadro 2.4.

QUADRO 2.4 – Manifestações físicas da puberdade feminina.

Estágio da puberdade	Alterações nas mamas	Alterações pubianas
Estágio 1.	Elevação das papilas (mamilos).	Ausência de pelos.
Estágio 2.	Elevação das mamas e das papilas, com discreto aumento das aréolas.	Pelos pubianos escassos.
Estágio 3.	Aumento considerável nas mamas e nas aréolas.	Pelos pubianos mais grossos e presentes sobre o púbis.
Estágio 4.	Aréolas e papilas projetadas para além do nível tecidual mamário.	Cobertura quase igual à de uma mulher adulta.
Estágio 5.	Mamas e aréolas desenvolvidas; características de mulher adulta.	Padrão adulto.

Fonte: adaptado de Adolesc ([s. d.]).

Além das modificações apresentadas no quadro 2.4, na puberdade feminina é possível observar alteração do diâmetro da cintura; crescimento nos ossos pélvicos, resultando em aumento do quadril;

desenvolvimento das estruturas genitais; aumento na estatura; modificações na voz.

Todas essas transformações acontecem de modo particular em cada organismo; o tempo e as ocorrências dependem das características hereditárias e individuais de cada ser humano.

A primeira menstruação, chamada de menarca, ocorre geralmente entre 12 e 14 anos. É o sinal de que a menina já é capaz de engravidar, sendo necessário reforçar os aspectos relacionados à educação sexual, como prevenção de doenças sexualmente transmissíveis (ver página 79) e uso dos métodos contraceptivos.

Intervenções de enfermagem

Como citado anteriormente, o profissional de enfermagem é capaz de exercer importante papel de orientação, buscando esclarecer as dúvidas não só da adolescente como também da mãe ou da pessoa responsável que a acompanha.

 MENACME

O período chamado de menacme tem como início a primeira menstruação (menarca) e se prorroga até o início do período da menopausa.

Essa fase constitui o período em que a mulher atinge sua plena maturidade, favorável para o fenômeno reprodutivo. Isso, porém, não significa que todos os ciclos ocorridos durante a vida da mulher sejam ovulatórios. **Existem ciclos menstruais anovulatórios, ou seja, sem ovulação.** Há mulheres que apresentam ovulação em 85% de seus ciclos menstruais. Em casos de mulheres menos férteis, essa porcentagem pode ser menor: por exemplo, de cerca de 12 ciclos por ano, 4 ou 6 são anovulatórios. A frequência de ciclos sem ovulação pode aumentar com a aproximação da faixa etária de 40 anos.

Climatério e menopausa

O climatério representa a fase na vida da mulher em que ocorre a transição entre os anos reprodutivos e os não reprodutivos. Esse período é caracterizado pela diminuição da produção dos hormônios estrógeno e progesterona pelos ovários, resultando na síndrome do climatério. Em alguns casos, o climatério pode também estar associado a uma forma "não natural": por exemplo, a retirada do útero (cirurgia chamada de histerectomia) ou a retirada dos ovários (procedimento cirúrgico denominado ooforectomia).

A síndrome do climatério pode ser definida como um conjunto de sinais e sintomas em geral apresentados pela mulher nesse período:

- ▶ alterações metabólicas e hormonais;
- ▶ alterações na mucosa vaginal (uma das mais comuns é o ressecamento vaginal);
- ▶ maior incidência de infecções urinárias e ginecológicas;
- ▶ alterações na morfologia (formato e aparência) das mamas;
- ▶ ciclos menstruais irregulares, evoluindo para amenorreia (que é a ausência de menstruação, como visto do quadro 2.2);
- ▶ cefaleias (dores de cabeça);
- ▶ insônia;
- ▶ fogachos (ondas súbitas de calor pelo corpo, particularmente na cabeça, na face e no peito; os fogachos são considerados o sintoma mais marcante da deficiência de estrógeno);
- ▶ períodos de ruborização (vermelhidão) facial;
- ▶ suores noturnos;
- ▶ irritabilidade, depressão; dificuldade de atenção e concentração;
- ▶ dor durante o ato sexual, resultando muitas vezes em perda da libido (baixo desejo sexual);
- ▶ risco aumentado de problemas cardiovasculares;
- ▶ desenvolvimento da osteoporose.[1]

---

1 A osteoporose é caracterizada pela diminuição da massa óssea. Os ossos ficam porosos e mais frágeis, aumentando o risco de fraturas. Entre as causas dessa doença são deficiência de cálcio e de vitamina D, sedentarismo (ou seja, ausência de atividade física), fumo e consumo de álcool, além de doenças autoimunes. O exame requerido pelos médicos para investigar osteoporose é a densitometria óssea.

Essas mudanças podem proporcionar situações desfavoráveis envolvendo o contexto biopsicossocial, exigindo da mulher uma readaptação para compreender como seu corpo passa a funcionar nesta fase da vida.

Esse quadro geralmente ocorre entre os 48 e os 55 anos de idade (principalmente entre os 50 e os 51). A ocorrência em mulheres com **menos de 40 anos** é chamada de **menopausa prematura ou precoce**.

O climatério pode ser dividido em três estágios, conforme explicado abaixo.

- ▶ **Perimenopausa:** corresponde à fase que antecede a menopausa. É a aproximação da última menstruação, por volta dos 50 anos, que acontece pela diminuição na produção do hormônio estrógeno.
- ▶ **Menopausa:** é definida pela ocorrência da escassez hormonal (estrógeno e progesterona) em razão da insuficiência ovariana, ou seja, diminuição do funcionamento ovariano resultando na cessação da menstruação.
- ▶ **Pós-menopausa:** é o período que sucede a menopausa, marcado pela prevenção e pelo cuidado de doenças associadas à terceira idade.

Por isso, é importante aqui registrar a **diferença entre menopausa e climatério**. **A menopausa é a última menstruação**. Com a chegada da menopausa, a mulher já não pode mais engravidar de forma natural. **O climatério é o conjunto de sintomas que surgem antes e depois da menopausa**. Na transição para a menopausa, é comum que as menstruações fiquem mais espaçadas. A menopausa só é confirmada depois que a mulher passa pelo menos 12 meses sem menstruar.

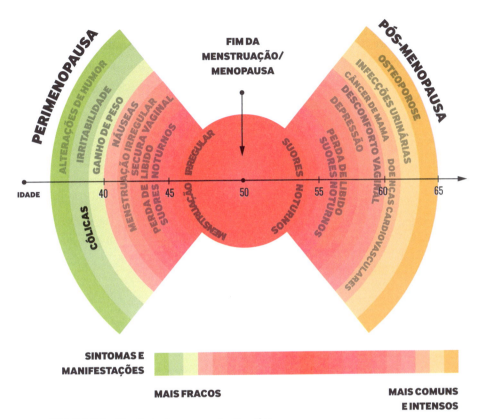

FIGURA 2.2 – Manifestações comuns do climatério.

Tratamento e terapia de reposição hormonal

Considerando o envelhecimento como parte da vida, é fundamental que a mulher saiba da importância de se consultar regulamente com o médico e de fazer exames de rotina. Os profissionais de enfermagem devem sempre reforçar essas orientações ao público feminino.

O acompanhamento médico da mulher madura visa garantir sua qualidade de vida e, consequentemente, controlar os efeitos adversos presentes no climatério.

A terapia de reposição hormonal (TRH) tem como objetivo primordial suprir a insuficiência hormonal e proporcionar redução ou eliminação dos sintomas e desconfortos indesejáveis. A indicação da TRH é feita pelo médico, caso a caso, de acordo com as necessidades específicas da mulher.

Entre as **vantagens** da terapia apontadas por estudos, estão:
- redução do risco de osteoporose e de doenças cardiovasculares;
- melhora nos quadros de depressão e de falta de memória;
- melhora das condições ginecológicas, favorecendo a prática do ato sexual.

Entre as **desvantagens** da terapia, estão:
- alto custo do tratamento;
- duração prolongada do tratamento;
- volta da menstruação em algumas mulheres;
- aumento do risco de câncer de mama em mulheres que tenham predisposição para a doença.

No caso de mulheres para quem a TRH é contraindicada, existem tratamentos alternativos. Cada situação deve ser avaliada pelo profissional médico.

 INTERVENÇÕES DE ENFERMAGEM

Diante dos problemas presentes no climatério, o profissional de saúde deve traçar um plano de assistência integral, a fim de construir um trabalho participativo junto às mulheres que estão nessa fase, considerando a realidade socioeconômica, cultural, educacional e emocional.

Os profissionais de enfermagem podem, por meio dos cuidados prestados à população feminina no climatério, proporcionar melhoria na qualidade de vida, utilizando como ferramenta a **educação**. Entre as várias estratégias, o foco deve ser a preparação para a menopausa, fornecendo à mulher informações adequadas e expectativas realistas, e apontando a existência de tratamentos específicos, de modo que ela possa encarar a nova situação de vida com maior controle e com tranquilidade.

As intervenções de enfermagem devem ter como base as queixas que a mulher apresentar. As mais frequentes são as apresentadas a seguir.

ANSIEDADE

- Proporcionar à mulher atendida um ambiente seguro, confortável, agradável.
- Esclarecer sobre as alterações presentes no climatério e tranquilizar a paciente/cliente, explicando que essa fase é normal na vida de toda mulher.
- Orientar a mulher quanto à necessidade de ela diminuir atividades que sejam estressantes.
- Orientar a mulher para que procure um profissional específico, caso os sintomas sejam mais intensos.

OSTEOPOROSE

- Reforçar para a mulher a importância de seguir prescrições médicas sobre ingestão de cálcio, vitamina D e suplementos.
- Esclarecer a importância da realização de exercícios físicos para manter a boa saúde.
- Orientar a mulher a procurar o serviço médico quando detectar anormalidades, principalmente relacionadas a sensação de dor em região óssea.

FOGACHOS

- Esclarecer para a mulher que os fogachos fazem parte do climatério, e que não há por que ela ficar alarmada.
- Orientar a mulher para que use roupas mais leves.
- Orientar sobre a possibilidade de realizar banhos mais vezes ao dia, para promover bem-estar.

INSÔNIA

- Orientar a mulher para que realize atividades menos estressantes no período que antecede ao repouso.
- Esclarecer sobre a importância de ser mantido um ambiente tranquilo, livre de ruídos que possam interferir na qualidade do sono e do repouso.
- Orientar que, em caso da permanência do quadro de insônia e com maior frequência, a mulher deve procurar atendimento médico.

ESTRESSE

▶ Incentivar a mulher a praticar atividades que proporcionem prazer e reduzam a ansiedade e a tensão.

▶ Estimular o autocuidado da mulher, para elevar sua autoestima.

DISFUNÇÃO SEXUAL

▶ Esclarecer sobre as dúvidas da mulher referentes à prática da atividade sexual.

▶ Orientar quanto ao uso de lubrificantes indicados para diminuir o desconforto.

▶ Orientar a mulher sobre a possibilidade de procurar um profissional especializado em exercícios perineais, para fortalecimento do tônus muscular na região genital.

Doenças ginecológicas e das mamas

3

As doenças (patologias) que acometem a mulher durante a vida sexual e reprodutiva são assunto de grande relevância, pois incluem distúrbios benignos ou malignos que, se não diagnosticados precocemente, podem acarretar complicações para o organismo feminino.

Algumas das patologias ginecológicas são doenças sexualmente transmissíveis. O final deste capítulo traz um quadro com as DSTs mais comuns, que atingem não só as mulheres mas os homens também, em várias faixas etárias. Esse conhecimento é importante para o profissional de enfermagem, a fim de que possa orientar o público feminino, já que a prevenção e o tratamento de algumas doenças ginecológicas podem envolver o parceiro.

Neste capítulo são abordadas também patologias das mamas (especialidade do mastologista).

Mastalgia

Mastalgia é a dor mamária e pode atingir mulheres de idades variadas. Mas nem sempre a dor nas mamas está associada a alguma doença. A mastalgia pode ser classificada em cíclica, acíclica ou extramamária.

▶ **Mastalgia cíclica:** está relacionada ao período menstrual. As mulheres relatam ter sensação de peso e se queixam de edema[1] nas mamas.

▶ **Mastalgia acíclica:** é relacionada ao período pós-menopausa e pode estar associada a cistos mamários, traumas, processos inflamatórios,

---

1 O edema é definido como acúmulo anormal de líquido nos tecidos do organismo.

bloqueios nos ductos mamários e uso de medicamentos (hormônios e alguns antidepressivos).
- **Mastalgia extramamária:** é relacionada a alterações na parede torácica (contratura muscular, nevralgia intercostal, fibromialgia, entre outras situações).

Causas mais comuns

Alterações hormonais, cistos mamários, hipertrofia mamária (mamas de tamanho grande), dilatação dos ductos mamários.

Diagnóstico

A mulher deve realizar a consulta para que o profissional médico possa realizar o exame físico das mamas. Em casos persistentes, pode ser solicitado exame de mamografia (ver página 114).

Tratamento

É determinado pelo médico com base nas queixas da paciente/cliente e nos resultados de exames, podendo associar analgésicos, terapia hormonal, dieta hipocalórica (ou seja, pobre em calorias) e orientação verbal à mulher. Essa orientação é fundamental para tranquilizá-la e minimizar seus temores em relação ao câncer de mama.

INTERVENÇÕES DE ENFERMAGEM

- Orientar quanto à ingesta (consumo) de dieta hipossódica (pouco sal) e de água, para hidratação.
- Esclarecer sobre a importância de evitar consumo excessivo de derivados de cafeína (café, chás e chocolates, entre outros produtos).
- Informar sobre a importância do uso de sutiã confortável e de sustentação.

Câncer de mama

É o tipo de câncer mais comum entre as mulheres no mundo. No Brasil, corresponde a 28% dos novos casos de câncer registrados por ano, segundo o Instituto Nacional de Câncer José Alencar da Silva (Inca). Pode acometer uma ou as duas mamas. Apesar da alta incidência, tem nível de cura alto quando detectado precocemente.

Causas mais comuns

O câncer de mama está relacionado a fatores como idade (é relativamente raro antes dos 35 anos; acima dessa idade, a incidência aumenta de forma progressiva, especialmente após os 50 anos), antecedentes familiares, alterações hormonais, uso de contraceptivos orais, doença benigna da mama, obesidade, menopausa, exposição a agentes de radiação, reposição hormonal, fumo, consumo de álcool, uso de drogas.

Sintomas

O câncer de mama é geralmente assintomático (sem sintomas) na fase inicial, por isso a mulher deve ficar atenta à ocorrência de alterações nas mamas, como assimetria[2] entre elas ou a presença de nódulos palpáveis, além de outros sinais, como mostra a figura 3.1.

---

2 Assimetria entre as mamas quer dizer uma desigualdade evidente entre elas. Mamas simétricas são aquelas equilibradas em formato, estrutura, aparência em geral. Mamas assimétricas não apresentam esse equilíbrio.

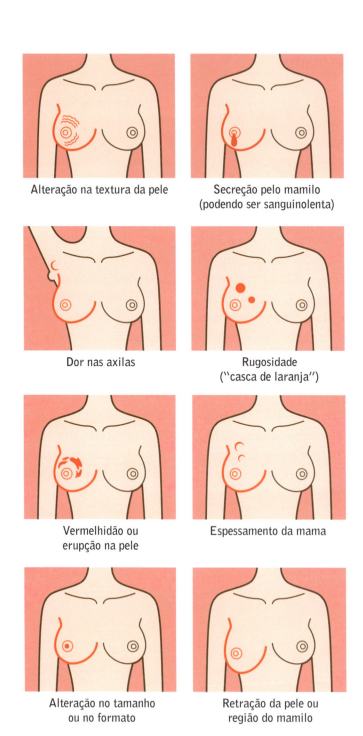

FIGURA 3.1 – Sinais suspeitos de câncer de mama.

Diagnóstico

As condutas podem variar de acordo com as queixas da mulher e também conforme a complexidade e a evolução do quadro. Para isso, são feitos exames clínicos, de imagem (mamografia, ultrassonografia, ressonância magnética) e biópsia (para realização do estudos citopatológico e histopatológico).[3]

Tratamento

O tratamento é determinado a partir dos resultados obtidos, da localização do tumor, do tamanho dele e das condições clínicas da mulher. As principais formas de tratamento podem incluir procedimento cirúrgico, radioterapia, quimioterapia e terapia hormonal.

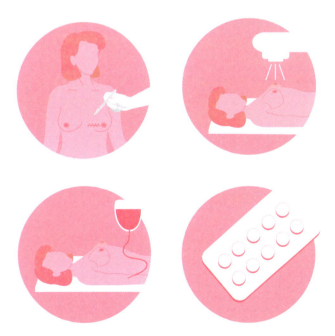

FIGURA 3.2 – Formas mais comuns de tratamento contra o câncer de mama: em sentido horário, cirurgia, radioterapia, terapia hormonal e quimioterapia.

---

3 O estudo citopatológico investiga as células da pessoa, e o histopatológico analisa os tecidos. Ambos são realizados pelo médico patologista e têm o objetivo de, a partir de alterações nas células ou nos tecidos, confirmar ou identificar uma patologia (ou seja, doença).

INTERVENÇÕES DE ENFERMAGEM

CUIDADOS GERAIS

▶ Reduzir a ansiedade da paciente/cliente, promovendo esclarecimento sobre a doença e os procedimentos aplicados no tratamento.

▶ Prover suporte emocional (encorajar a verbalização dos medos da mulher, para diminuir a intensidade da resposta emocional).

▶ Aconselhar e apoiar a tomada de decisões (esclarecimentos e orientações sobre dúvidas em relação à doença e ao tratamento proposto).

▶ Observar indicadores não verbais de desconforto da paciente/cliente.

CUIDADOS ESPECÍFICOS

▶ Orientar a mulher sobre a importância da adesão terapêutica (ou seja, sobre a importância de ela cooperar com o processo), bem como possíveis necessidades de tratamento em UTI.

▶ Administrar medicamentos e soroterapia conforme prescritos, atentando às intervenções de enfermagem específicas para a infusão de fármacos e quimioterápicos.

▶ Monitorar rigorosamente os sinais vitais, atentando para possíveis alterações sugestivas de complicações.

▶ Proporcionar ambiente tranquilo e seguro (controle da luminosidade do ambiente, diminuição de ruídos, grades elevadas, rodas travadas e cabeceira elevada).

▶ Realizar os cuidados relacionados a procedimentos pré-operatórios e pós-operatórios, como:
- observar jejum e necessidade de tricotomia (raspagem dos pelos) no local marcado;
- atentar para os dados da identificação correta da paciente;
- verificar o preenchimento completo dos impressos próprios em relação à cirurgia;
- receber a mulher proveniente do centro cirúrgico e/ou da UTI com a unidade da paciente preparada com equipamentos necessários para a prestação da assistência pós-operatória;

- atentar para os cuidados com drenos (verificar débito, aspecto, quantidade, esvaziar o dreno quando necessário e registar cuidados realizados), curativos (acompanhar sinais de sangramento local, realizar trocas após liberação médica, registrar procedimento realizado);
- administrar medicamentos e soroterapia conforme prescrição, porém **não no lado em que ocorreu a cirurgia**;
- monitorar sinais vitais, sinais sugestivos de complicações, queixas de dor, perfusão periférica e presença de edemas do lado operado.

No caso de pacientes submetidas a **radioterapia**, devem ser realizadas as intervenções a seguir.

▶ Estimular a ingesta hídrica (água) diária.

▶ Realizar a limpeza da região irradiada, utilizando água em temperatura ambiente, dando preferência a sabonete hidratante e evitando esfregar o local.

▶ Orientar a mulher para que não tome sol na área irradiada (o que pode manchar a pele).

▶ Orientar a mulher para que não apare os pelos com lâmina ou qualquer produto, a fim de evitar lesões e infecções.

▶ Informar a mulher para que evite roupas sintéticas (incluindo sutiã), dando preferência às peças de algodão (que ajuda a pele a transpirar).

▶ Orientar a mulher para que reduza o contato com locais ou equipamentos que emitam vapores, como fogão, ferro elétrico e sauna, entre outros.

▶ Informá-la para que evite o uso de pomada, loção, creme ou perfume sem a devida liberação do médico ou do enfermeiro.

ORIENTAÇÕES PARA A ALTA

▶ Esclarecer as dúvidas da paciente/cliente sobre a nova fase de vida.

▶ Orientá-la sobre os cuidados que ela deve ter no lado operado, como:
- não carregar peso;
- não remover cutículas (pois em caso de ferimento este se torna uma porta para infecções);
- não permitir que seja coletado sangue;
- não ser aferida pressão arterial;

- não realizar movimentos bruscos.
- ▶ Orientar a paciente/cliente sobre a importância de usar sutiã adequado e confortável e de evitar roupas apertadas.
- ▶ Orientá-la para que hidrate a pele com hidratante neutro, a fim de evitar ressecamento e lesões.

Vulvovaginite

É o processo inflamatório no trato vaginal inferior (vulva e vagina). Algumas manifestações clínicas podem ocorrer como vaginite bacteriana (corrimento branco), candidíase vulvovaginal (muito comum e que não é considerada uma DST) e tricomoníase (que é considerada uma DST; ver página 81).

Causas mais comuns

Vírus, como o papilomavírus humano (HPV) e o da herpes, bactérias, fungos, processos alérgicos e traumáticos, alterações hormonais, higiene íntima deficiente, uso de roupas apertadas, alterações anatômicas e do pH vaginal, multiplicidade de parceiros, neoplasias.[4]

Sintomas

Irritação, prurido (coceira) e hiperemia (congestão sanguínea) na região íntima, presença de edema e dor local, discreto sangramento, sensação de desconforto na região pélvica, corrimento (que pode não ter cheiro no início da doença, mas que, com a evolução dela, tende a apresentar odor intenso).

---

4   A neoplasia consiste na formação de um tecido novo, na maioria das vezes de um tumor. A neoplasia pode ser benigna ou maligna (neste caso, também é chamada de câncer).

Diagnóstico

É feito com base nos sintomas apresentados (inicialmente) e em exames clínico e ginecológico, bem como em coleta de material para investigação do agente patógeno (o causador da doença).

Tratamento

Conforme os resultados obtidos nos exames, o tratamento pode ser feito com antibioticoterapia (local, oral ou parenteral), analgésicos, anti-inflamatórios, cremes vaginais, banhos de assento, drenagem cirúrgica (em caso de abscessos) e bartolinectomia (remoção parcial ou total das glândulas de Bartholin). Em alguns casos, as medidas de tratamento podem incluir o parceiro, para evitar reinfecção por relações sexuais.

INTERVENÇÕES DE ENFERMAGEM

- Orientar a paciente/cliente quanto à importância de seguir o tratamento sem interrupção no uso dos medicamentos, pois o abandono do tratamento pode causar complicações.
- Informar a mulher sobre a importância de ela realizar higiene íntima.
- Informá-la para que evite o uso de roupas apertadas.

Carcinoma de vulva

É uma neoplasia considerada rara e apresenta malignidade. Acomete a região vulvar (grandes e pequenos lábios e clitóris, podendo evoluir para a uretra).

Causas mais comuns

Idade (atinge mulheres geralmente acima de 50 anos), processos de irritação e inflamação vulvar, processos infecciosos – vírus HPV e vírus da imunodeficiência humana (HIV) –, bem como outros estados de imunossupressão crônica, ou seja, de imunidade (defesa do organismo) baixa.

Sintomas

Forte prurido (coceira), ardência, presença de nódulos ou ulcerações, sangramento, secreção vulvar fétida (de mau cheiro).

Diagnóstico

As condutas podem variar de acordo com as queixas da mulher e também conforme a complexidade e a evolução do quadro. Para a confirmação, deve ser necessário realizar colposcopia (ver página 94), teste de Collins (procedimento que tinge a vulva com corante azul, para identificação de células neoplásicas) e biópsia.

Tratamento

É determinado conforme os resultados da investigação, que verifica a extensão da patologia e o tipo de tumor, bem como o histórico familiar e da paciente/cliente. As principais condutas terapêuticas incluem procedimentos cirúrgicos conforme o caso (vulvectomia simples, que é a ressecção de toda a vulva; vulvectomia radical, que consiste em remoção da vulva com tecido normal ao redor e esvaziamento dos gânglios linfáticos inguinais; linfadenectomia, que é a ressecção dos gânglios linfáticos); terapia com laser para a destruição das células anormais e radioterapia.

INTERVENÇÕES DE ENFERMAGEM

- Atentar para os cuidados relacionados aos procedimentos pré-operatórios e pós-operatórios (ver páginas 56-58).
- Atentar quanto à importância da higiene íntima no pós-cirúrgico, em razão dos riscos de infecção.
- Manter a paciente/cliente em posição de Fowler, com discreta elevação dos joelhos, para diminuição da tensão na região genital (presença de suturas no local).

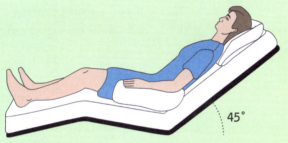

FIGURA 3.3 – Posição de Fowler: paciente em decúbito dorsal ("de barriga para cima"), com discreta elevação do tronco em 45°.

Bartholinite

Corresponde à inflamação que ocorre nas glândulas de Bartholin, provocando edema na região dos lábios vaginais.

Causas mais comuns

A bartholinite pode ser causada por bactérias sexualmente transmissíveis, como *Neisseria gonorrhoeae* (gonococo, causador da gonorreia; ver página 80) e *Chlamydia trachomatis* (clamídia; ver página 80). Mas é possível também ser transmitida por bactérias do trato intestinal (geralmente, *Escherichia coli*) ou da pele (*Staphylococcus aureus*).

Sintomas

Na região dos lábios vaginais podem ocorrer hiperemia (congestão sanguínea), dor e o edema já citado. Algumas mulheres sentem desconforto no ato sexual e podem apresentar secreção vaginal de coloração amarelada (dependendo do avanço da doença, essa secreção pode ter coloração e odor alterados).

Diagnóstico

É feito a partir de exame físico e também por achados clínicos e ginecológicos. O médico poderá solicitar cultura do material local, para identificar o agente causador.

Tratamento

Consiste em terapêutica medicamentosa (antibióticos, banhos de assento, analgésicos), drenagem cirúrgica e, em casos mais graves, bartolinectomia (remoção cirúrgica das glândulas de Bartholin).

INTERVENÇÕES DE ENFERMAGEM

- Atentar para os cuidados relacionados aos procedimentos pré-operatórios e pós-operatórios (ver página 186).
- Atentar quanto à importância da higiene íntima no pós-cirúrgico, em razão dos riscos de infecção.
- Administrar medicamentos e soroterapia conforme prescritos.
- Orientar a paciente/cliente sobre a importância do banho de assento e da abstinência sexual, principalmente nos casos mais graves, até o restabelecimento do local afetado.

Leucorreia

Consiste em corrimento vaginal de coloração esbranquiçada e leitosa, muito comum em mulheres.

Causas mais comuns

Bactérias, protozoários, vírus e fungos; alterações hormonais; uso de vestuário inadequado (roupas apertadas); uso de absorvente (principalmente o interno) fora do período menstrual; fatores emocionais; falta de higiene e/ou excesso de higienização no local; irritação; utilização de desodorantes íntimos; processos neoplásicos.

Sintomas

Edema vulvar, hiperemia (congestão sanguínea), prurido (coceira), ardência local e ao urinar. Conforme a evolução do quadro, o corrimento pode sofrer alterações na cor, na consistência e no odor, tornando-se fétido.

Diagnóstico

É realizado a partir de exame físico, bem como de achados clínicos e ginecológicos. O médico pode solicitar exame de sangue em alguns casos, cultura do material (exsudato vaginal), avaliação do pH vaginal e colpocitologia para identificação do agente causador.

Tratamento

Depende do agente causador. Podem ser prescritos antibióticos, antifúngicos ou antiparasitários, por via oral ou por aplicações vaginais (cremes, óvulos, comprimidos vaginais). Em alguns casos, as medidas de tratamento podem incluir o parceiro, para evitar reinfecção por relações sexuais.

INTERVENÇÕES DE ENFERMAGEM

- Orientar a paciente/cliente quanto à importância de seguir o tratamento sem interrupção no uso dos medicamentos, pois o abandono do tratamento pode causar complicações.
- Informá-la sobre a importância de realizar higiene íntima.
- Informá-la para que evite o uso de roupas apertadas.
- Orientá-la sobre a importância de manter abstinência sexual nos casos mais graves.

Endometriose

É uma doença caracterizada pela presença de tecido similar ao endométrio, camada que reveste o interior do útero, fora de seu local habitual.

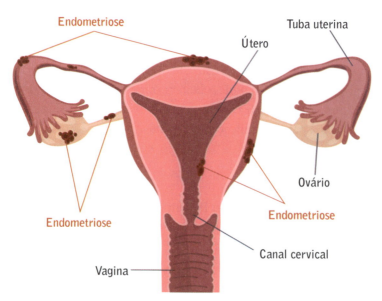

FIGURA 3.4 – Endometriose.

Causas mais comuns

As causas da endometriose não são exatamente conhecidas. Acredita-se que seu desenvolvimento possa estar relacionado com a genética e com falha do sistema imunológico (ou seja, falha na defesa do organismo).

Sintomas

Em alguns casos a mulher pode não manifestar sintomas, mas estes em geral consistem em cólica menstrual intensa, dor na região pélvica, desconforto durante o ato sexual, sangramento ou dor ao urinar e períodos de constipação intestinal (prisão de ventre).

Diagnóstico

É realizado a partir de exame físico e achados clínicos e ginecológicos, os quais podem ser complementados com exames de imagem (ultrassonografia, ressonância magnética), exames de sangue e biópsia (quando necessário).

Tratamento

Em muitos casos, indica-se o uso de anticoncepcionais. Em situações de maior comprometimento é necessária intervenção cirúrgica.

INTERVENÇÕES DE ENFERMAGEM

- Atentar para os cuidados relacionados aos procedimentos pré-operatórios e pós-operatórios (ver páginas 56-58).
- Orientar sobre os medicamentos prescritos.
- Esclarecer as dúvidas da paciente/cliente sobre a patologia, principalmente em caso de mulheres que ainda não engravidaram. A endometriose é apontada como uma das principais causas da dificuldade para engravidar.

Mioma uterino/fibromioma

É considerado um tumor benigno e se localiza na região uterina. Acomete geralmente mulheres entre 30 e 50 anos de idade. O crescimento do tumor, na cavidade uterina, pode provocar hemorragias com presença de coágulos, cólicas dolorosas, aumento do volume do útero e dispaurenia (dor durante o ato sexual). Em casos mais graves, pode levar à infertilidade.

Os miomas podem ser classificados em:

- **mioma uterino intramural**, o mais frequente e localizado no miométrio (ver página 23);
- **mioma uterino subseroso ou pediculoso**, localizado na região externa ao útero (cresce para fora da parede uterina e fica ligado ao útero por um pedículo que contém os vasos sanguíneos que irrigam o mioma);
- **mioma uterino submucoso**, menos frequente e localizado no lúmen do útero, crescendo para a cavidade uterina.

Causas mais comuns

As causas não são plenamente esclarecidas, mas sabe-se que os hormônios da mulher têm influência sobre o desenvolvimento do mioma.

Sintomas

Sangramento intenso durante a menstruação, cólicas, urgência miccional, desconforto no baixo ventre, sensação de pressão na região, dor durante a relação sexual.

Diagnóstico

É realizado principalmente pelos sinais e sintomas apresentados pela mulher e pelos achados clínicos e ginecológicos. A confirmação é feita por ultrassonografia.

Tratamento

Caso os miomas sejam pequenos e a mulher não apresente sintomas, o tratamento baseia-se na observação e no acompanhamento do quadro por meio de ultrassonografia e uso de analgésicos, se necessário. Em casos de maior complexidade, pode ser necessária intervenção cirúrgica.

INTERVENÇÕES DE ENFERMAGEM

▶ Atentar para os cuidados relacionados aos procedimentos pré-operatórios e pós-operatórios (ver páginas 56-58).
▶ Orientar sobre os medicamentos prescritos.
▶ Esclarecer as dúvidas da paciente/cliente sobre a patologia, principalmente em caso de mulheres que ainda não engravidaram. Os miomas estão relacionados à dificuldade para engravidar.

Doença inflamatória pélvica

A doença inflamatória pélvica (DIP) é uma patologia causada por micro-organismos (como bactérias) e mais rara em relação às patologias anteriores. Se não diagnosticada precocemente, pode acarretar complicações à mulher, como infertilidade, gravidez ectópica (gravidez tubária; ver páginas 186-188), dor pélvica crônica e tumores.

Causas mais comuns

Consideram-se potenciais fatores o fumo (por interferir na produção dos lactobacilos),[5] a multiplicidade de parceiros sexuais sem o uso adequado e frequente de preservativos, a utilização de duchas vaginais, o uso de dispositivo intrauterino (DIU) e a realização de muitas biópsias.

---

5 Lactobacilos são bactérias benéficas, que recompõem a microbiota do intestino, inibindo a colonização de bactérias causadoras de doenças. Os lactobacilos são também chamados de probióticos.

Sintomas

Dispaurenia (dor durante o ato sexual), febre, dor intensa na região do baixo ventre, presença de corrimento com odor fétido.

Diagnóstico

É feito principalmente pelos sinais e sintomas apresentados pela paciente/cliente e pelos achados clínicos e ginecológicos. Podem ser realizados exames complementares: laboratoriais (hemograma, proteína C reativa), cultura da secreção vaginal, ultrassonografia pélvica e transvaginal, tomografia, ressonância magnética. Havendo necessidade de maior precisão, pode se realizar laparoscopia.

Tratamento

Consiste em uso de antibióticos e de analgésicos, com hospitalização em casos mais graves. Além disso, pode ser necessário remover o DIU, caso a mulher o use, e realizar drenagens de abscessos. A mulher deve permanecer em observação e sob acompanhamento médico até o total restabelecimento.

INTERVENÇÕES DE ENFERMAGEM

- Atentar para os cuidados relacionados aos procedimentos pré-operatórios e pós-operatórios (ver páginas 56-58).
- Orientar a paciente/cliente sobre os medicamentos prescritos.
- Monitorar sinais de complicações sugestivos de infecção.
- Orientar a paciente/cliente sobre a importância do banho de assento e da abstinência sexual, principalmente nos casos mais graves, até o restabelecimento.
- Orientá-la sobre o uso de preservativos e para que evite múltiplos parceiros.

Câncer de colo de útero

Este é um tumor que se desenvolve a partir de alterações no colo do útero, localizado no fundo da vagina. Essas alterações são conhecidas como lesões precursoras. Na maioria das vezes, elas são curáveis, mas, se não tratadas, podem se transformar em câncer. O câncer de colo uterino é considerado comum, de alta incidência entre as mulheres.

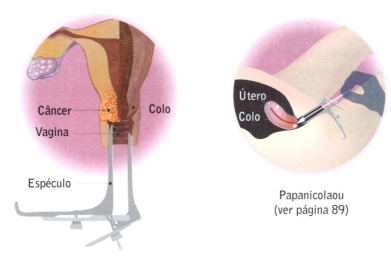

FIGURA 3.5 – Câncer de colo de útero.

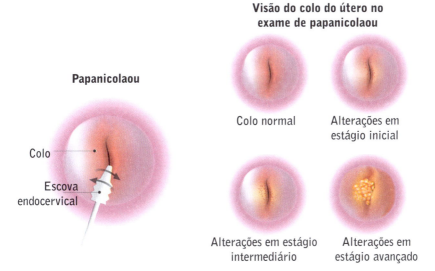

FIGURA 3.6 – Evolução do câncer de colo de útero.

Causas mais comuns

Geralmente, infecção por HPV e por HIV. Fatores ligados à imunidade, à genética e ao comportamento sexual (por exemplo, início precoce da vida sexual) e fumo parecem ter influência sobre a regressão ou a persistência da infecção pelo HPV e também sobre o desenvolvimento do câncer.

Sintomas

As lesões precursoras ou o câncer em estágio inicial geralmente não apresentam sintomas. Conforme a doença avança, a mulher pode ter sangramento vaginal, corrimento e dor. Por essa razão, é fundamental realizar o exame preventivo (papanicolaou ou citopatológico), que detecta lesões que podem se transformar em câncer.

Diagnóstico

É feito principalmente pelos sinais e sintomas apresentados pela paciente/cliente e pelos achados clínicos e ginecológicos. A confirmação se dá por realização de biópsia de colo uterino, colpocitologia e outros métodos que o médico julgue necessários.

Tratamento

O tratamento depende do estágio da doença e do acometimento clínico da paciente/cliente. Em casos de maior complexidade, pode ser recomendado procedimento cirúrgico, como a histerectomia total com dissecção dos linfonodos, às vezes associado a quimioterapia e radioterapia.

INTERVENÇÕES DE ENFERMAGEM

As intervenções consistem nos cuidados – gerais e específicos – apresentados na seção sobre câncer de mama (ver página 53), incluindo as condutas no caso de mulheres submetidas a radioterapia (ver página 57).

Câncer endometrial

Este câncer se inicia no endométrio, que é o tecido que reveste a parede interna do útero. É tido como comum, principalmente em mulheres com mais de 60 anos. Esse tipo de tumor, conforme a evolução, pode invadir o colo uterino, a região vaginal, a bexiga, o reto e, em caso de metástase, acometer a região pélvica.

Causas mais comuns

Além da idade avançada, os fatores de risco ligados a esse câncer são obesidade, menopausa, o fato de nunca ter engravidado e processos de radiações anteriores. Alguns casos estão relacionados a terapia hormonal com estrógeno.

Sintomas

Sangramento vaginal entre as menstruações (para a mulher que ainda não entrou na menopausa), sangramento em mulheres na menopausa (nesta situação, qualquer tipo de perda de sangue pela vagina, por menor que seja, é considerado anormal), secreção vaginal aquosa ou com sangue, alterações urinárias, dor pélvica, dor durante o ato sexual.

Diagnóstico

É realizado a partir dos sintomas apresentados pela paciente/cliente e pelos achados clínicos e ginecológicos. A confirmação é feita por biópsia de colo uterino, colpocitologia e outros métodos que o médico julgue necessários.

Tratamento

Depende do estágio da doença e do acometimento clínico da paciente/cliente. Em casos de maior complexidade, pode ser feito procedimento cirúrgico, além de radioterapia e quimioterapia.

INTERVENÇÕES DE ENFERMAGEM

As intervenções consistem nos cuidados – gerais e específicos – apresentados na seção sobre câncer de mama (ver página 54), incluindo as condutas no caso de mulheres submetidas a radioterapia (ver página 57).

Câncer de ovário

Este câncer é pouco frequente, porém representa o tumor ginecológico mais difícil de ser diagnosticado e de menor chance de cura, segundo as estatísticas. Isso se deve ao fato de ele não apresentar sintomas específicos. Cerca de 3/4 dos cânceres de ovário são detectados quando já estão em estágio avançado.

Existem alguns tumores nas mamas e no trato gastrointestinal que podem ser resultado de metástase de um câncer de ovário.

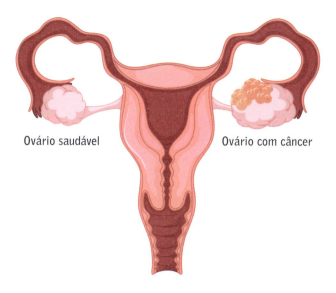

FIGURA 3.7 – Câncer de ovário.

Causas mais comuns

Fatores como idade superior a 50 anos, antecedentes familiares de cânceres (principalmente de mama e de ovário), uso de anticoncepcionais e múltiplas gestações.

Sintomas

Dores e desconfortos na região pélvica e na região abdominal. Em casos de agravamento e complicações, pode haver sangramento vaginal, obstrução intestinal e presença de tumorações nos ovários. Nos estágios mais avançados da doença, pode haver alterações pulmonares.

Diagnóstico

Como os sintomas não são específicos – ou seja, podem estar relacionados a outras doenças –, a investigação tem como base os sinais apresentados pela mulher, a avaliação de achados clínicos e ginecológicos e os dados coletados levando em consideração o histórico familiar e o pessoal. Exames de ultrassonografia pélvica e transvaginal, laboratoriais (marcadores tumorais) e outros que o médico julgue necessários contribuem para o fechamento do diagnóstico.

Tratamento

Depende do estágio da doença e do acometimento clínico da paciente/cliente. Em casos de maior complexidade, podem ser realizadas intervenção cirúrgica (ooforectomia e/ou ressecção do tumor), quimioterapia e radioterapia.

INTERVENÇÕES DE ENFERMAGEM

As intervenções consistem nos cuidados – gerais e específicos – apresentados na seção sobre câncer de mama (ver página 54), incluindo as condutas no caso de mulheres submetidas a radioterapia (ver página 57).

Síndrome do ovário policístico

É o desenvolvimento de tumorações de potencial baixo para malignidade. Esses tumores apresentam conteúdo de consistência variando entre líquida, semilíquida ou pastosa e tamanhos variados. A síndrome acomete um ou ambos os ovários e pode causar infertilidade.

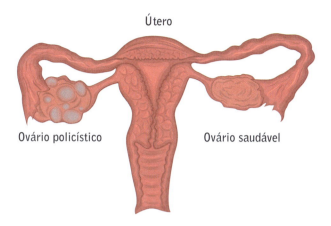

FIGURA 3.8 – Síndrome do ovário policístico.

Causas mais comuns

A síndrome do ovário policístico pode estar associada a alterações e distúrbios endócrinos.

Sintomas

O principal sinal da síndrome do ovário policístico está na alteração ou na deficiência no processo da ovulação, desencadeando atrasos menstruais ou ciclos irregulares. Outros sintomas são mudanças no peso corporal e na pele (aparecimento aumentado de acnes), desenvolvimento de pelos excessivos na face, nos seios e no abdome (condição chamada de hirsutismo), alterações de humor e desconforto na região pélvica.

Diagnóstico

É feito principalmente pelos sinais e sintomas apresentados e pelos achados clínicos e ginecológicos. Para o diagnóstico ser fechado podem ser realizados exames laboratoriais e ultrassonografia.

Tratamento

Consiste em terapêutica medicamentosa, acompanhamento nutricional e prática de atividades físicas. Em casos mais complexos, pode ser necessária intervenção cirúrgica.

 INTERVENÇÕES DE ENFERMAGEM

- Reduzir a ansiedade da paciente/cliente, com esclarecimentos sobre a patologia e os procedimentos aplicados no tratamento.
- Prover suporte emocional (encorajar a verbalização dos medos para diminuir a intensidade da resposta emocional).
- Aconselhar e apoiar a tomada de decisões (esclarecimentos e orientações sobre dúvidas em relação à patologia e ao tratamento proposto).
- Orientar sobre a importância de manter dieta equilibrada e prática de atividade física.

Ovarite e salpingite

Consistem na ocorrência de processos inflamatórios em anexos do útero (ovarite no caso de ovários e salpingite no caso das tubas uterinas). Podem afetar o peritônio. Por se tratar de estruturas duplas, são patologias que podem ser uni ou bilaterais (ou seja, afetar um ou os dois ovários, bem como uma ou as duas tubas).

Causas mais comuns

De modo geral, esses processos podem ser desencadeados por ação de bactérias sexualmente transmissíveis, como *Chlamydia trachomatis* e *Neisseria gonorrhoeae* (ver página 80). Outros fatores, como incidência de abortos, múltiplos partos e existência de doença inflamatória pélvica, podem estar associados.

Sintomas

A mulher pode apresentar dores abdominais de forma súbita seguidas de desconforto na região pélvica, alterações na temperatura corporal (hipertermia), náuseas, vômitos e sudorese.

Diagnóstico

É realizado principalmente pelos sinais e sintomas apresentados pela paciente/cliente e pelos achados clínicos e ginecológicos.

Tratamento

Consiste em terapêutica medicamentosa, com antibioticoterapia e analgesia, repouso e intervenção cirúrgica nos casos mais graves (comprometimento dos anexos).

 INTERVENÇÕES DE ENFERMAGEM

- Reduzir a ansiedade da paciente/cliente, com esclarecimentos sobre a patologia e os procedimentos aplicados no tratamento.
- Prover suporte emocional (encorajar a verbalização dos medos para diminuir a intensidade da resposta emocional).
- Aconselhar e apoiar a tomada de decisões (esclarecimentos e orientações sobre dúvidas em relação à patologia e ao tratamento proposto).
- Orientar sobre a necessidade de repouso.
- Atentar para os cuidados relacionados aos procedimentos pré-operatórios e pós-operatórios (ver páginas 56-58).

Prolapso de órgãos pélvicos

Esta intercorrência se deve a alterações nas musculaturas e nos ligamentos presentes no assoalho pélvico, resultando em deslocamento de estruturas uterinas, bexiga, uretra, alças intestinais e reto para a cavidade vaginal e/ou exteriorização. A protusão pode ocorrer de modo simultâneo e/ou isoladamente, e a gravidade do caso está relacionada diretamente ao grau do prolapso.

Existem alguns tipos de prolapsos:

- **cistocele:** descida da bexiga;
- **histerocele:** descida do útero;
- **retocele:** descida do reto;
- **enterocele:** descida do intestino delgado para a região pélvica.

Causas mais comuns

Idade avançada, múltiplas gestações, obesidade, realização de histerectomia.

Sintomas

Na fase inicial, muitas mulheres são assintomáticas. No entanto, com a progressão do prolapso pode ocorrer desconforto pélvico com sensação de pressão e peso local, bem como percepção de algo se exteriorizando. Outros sintomas são constipação, desconforto urinário e diminuição do desejo sexual (associada a desconforto e insegurança). Esse quadro pode limitar a mulher a desenvolver suas atividades diárias, com impactos emocionais e na autoestima.

Diagnóstico

É feito pelos sinais e sintomas apresentados pela paciente/cliente e também pelos achados clínicos e ginecológicos. De acordo com os resultados obtidos, o médico pode solicitar exames como o teste urodinâmico, para avaliar a função da bexiga.

Tratamento

Pode associar prática de exercícios para fortalecimento das estruturas pélvicas, intervenção medicamentosa e, em casos mais graves, intervenção cirúrgica (colporrafia,[6] histeropexia[7] e, em último caso, histerectomia[8]).

INTERVENÇÕES DE ENFERMAGEM

▶ Atentar para os cuidados relacionados aos procedimentos pré-operatórios e pós-operatórios (ver páginas 56-58).
▶ Orientar a paciente quanto à importância da higiene íntima, em razão dos riscos de infecção.
▶ Orientá-la para que evite o uso de roupas apertadas.
▶ Informá-la sobre a importância da abstinência sexual, principalmente nos casos mais graves, até o restabelecimento do local afetado.

Doenças sexualmente transmissíveis

As doenças sexualmente transmissíveis são causadas por vários tipos de agentes (por exemplo, bactérias e vírus). A pessoa é contaminada por contato sexual sem o uso de preservativo (camisinha), embora algumas dessas doenças possam também ser transmitidas pelo sangue (uso de drogas injetáveis, por exemplo).

No que se refere à saúde da mulher, este é um tema especialmente importante, porque algumas DSTs podem ser transmitidas da mãe infectada para o bebê durante a gravidez ou no parto. Essas doenças

---

6 Colporrafia é a correção cirúrgica das estruturas vaginal e do períneo.
7 Histeropexia consiste na fixação uterina por meio de cirurgia.
8 Histerectomia é a remoção do útero.

também são capazes de provocar a interrupção da gravidez ou de causar lesões ao feto.

O quadro 3.1 apresenta as DSTs mais comuns, que atingem não apenas as mulheres mas, também, os homens.

QUADRO 3.1 – DSTs comuns.

DST	Causa	Sintomas
Cancro mole (conhecida como cancro venéreo e cavalo).	Bactéria *Haemophilus ducreyi.*	Feridas com base mole.
Clamídia.	Bactéria *Chlamydia trachomatis.*	Dor e ardor ao urinar, corrimento semelhante à clara de ovo.
Condiloma acuminado (conhecida como crista de galo, figueira e cavalo de crista).	Vírus HPV.	Lesão na região genital.
Gonorreia (conhecida como pingadeira e esquentamento).	Bactéria *Neisseria gonorrhoeae.*	Dor ou ardor ao urinar, incontinência urinária, corrimento branco-amarelado, inflamação das glândulas de Bartholin (pois, como visto, a bactéria *Neisseria gonorrhoeae* é uma das causas da bartholinite), dor de garganta (em caso de relação íntima oral), inflamação do ânus (em caso de relação íntima anal).
Herpes.	*Herpes simplex* do tipo 1 (HSV-1) e do tipo 2 (HSV-2).	Pequenas bolhas principalmente na parte externa da vagina e na ponta do pênis, que podem coçar e arder. Ao coçar, o rompimento da bolha pode causar ferida.

(cont.)

DST	Causa	Sintomas
Sífilis.	Bactéria *Treponema pallidum*.	No início, como ferida pequena nos órgãos sexuais e presença de ínguas (caroços) na virilha que não doem, não coçam, não ardem e não apresentam pus. Se a doença não for tratada, avança no organismo, fazendo surgir manchas em várias partes do corpo e provocando queda de cabelos, paralisia, cegueira e problemas no coração.
Síndrome da imunodeficiência adquirida (aids).	Vírus HIV.	Muitas vezes parecidos com os de um resfriado, como mal-estar geral e febre. Podem durar 2 semanas, surgindo cerca de 3 a 6 semanas após a contaminação com o HIV.
Tricomoníase.	Protozoário *Trichomonas vaginalis* (*T. vaginalis*).	Corrimento amarelo-esverdeado de mau cheiro, prurido (coceira) e ardor ao urinar.

Fonte: adaptado de Brasil (2015).

A gonorreia é uma DST extremamente comum, assim como a clamídia. Nas mulheres, a gonorreia atinge principalmente o colo do útero. No caso da clamídia, embora muitas mulheres contaminadas não apresentem sintomas, a infecção pode afetar o útero e as tubas uterinas, provocando grave infecção.

Além dos cuidados descritos neste capítulo, o profissional de enfermagem tem o importante papel de atuar na orientação à mulher sobre as doenças que podem acometê-la, incluindo as DSTs. Essa orientação pode ser feita explicando à mulher os sintomas das doenças, para que ela fique atenta aos sinais apresentados pelo corpo. Em todos os casos, quanto antes ela buscar atendimento médico, melhor será o resultado do tratamento e menores serão os danos à sua saúde.

Exames ginecológicos e nas mamas

4

Os exames de rotina em ginecologia possuem fundamental importância para garantir a saúde sexual e reprodutiva da mulher, auxiliando nos diagnósticos e prevenindo doenças. Geralmente, alguns agravos à saúde da mulher podem se apresentar de modo benigno ou maligno, assintomático ou sintomático, servindo de pontos de alerta.

Alguns exames ginecológicos podem variar de acordo com a idade e as necessidades da mulher. Contudo, não se pode deixar de fazer a revisão ginecológica de rotina, com vistas à prevenção e à detecção precoce de doenças.

A equipe de enfermagem desempenha importante papel no auxílio e no acompanhamento da realização desses exames. É preciso prestar um atendimento seguro à paciente/cliente, respeitoso para com ela e que responda às suas necessidades fisiológicas e emocionais, considerando fatores diversos, como, por exemplo, restrições religiosas e culturais. O histórico da paciente/cliente é obtido por meio da coleta de dados (feita pelo enfermeiro) em seu prontuário, para que a equipe que a atende tenha acesso às informações.

Neste capítulo, são apresentados os principais exames ginecológicos realizados em consultórios, clínicas, unidades de saúde e hospitais. Os exames estão divididos em dois grupos: exames básicos/de rotina e exames complementares. Os básicos/de rotina requerem intervenções mínimas da equipe de enfermagem; os complementares, embora possam requerer apenas intervenções mínimas, podem exigir também intervenções intermediárias.

As **intervenções mínimas de enfermagem** compreendem as atividades de baixa complexidade. Nessas situações, técnicos e auxiliares de enfermagem têm condutas relacionadas a **orientações** e prestam

auxílio ao profissional que faz o exame, sem executarem técnicas específicas.

As **intervenções intermediárias de enfermagem** envolvem a aplicação de **técnicas específicas**. Além dos cuidados mínimos e da orientação à mulher, abrangem punção venosa, monitoramento da pessoa atendida após exames mais complexos, realização de curativos e atuação em sala cirúrgica, por exemplo.

Seja qual for a complexidade, os exames ginecológicos, pela sua natureza, exigem que o profissional atue com delicadeza e respeito à mulher, evitando desconfortos que possam ter impactos físicos, psicológicos e emocionais.

Higiene e segurança do profissional e da paciente durante os exames

Vale, aqui, lembrar a precaução padrão da Agência Nacional de Vigilância Sanitária (Anvisa) para as situações de contato com quaisquer pacientes/clientes.

▶ Higienização das mãos com água e sabão (ou por fricção com álcool 70%, desde que as mãos não estejam visivelmente sujas).

▶ Utilização de luvas de procedimento descartáveis.

▶ Uso de óculos de proteção, máscara cirúrgica e/ou avental em caso de risco de contato com sangue e secreções.

▶ Descarte em recipientes apropriados de seringas e agulhas, sem as desconectar ou reencapar.

Considerando o perfil dos exames ginecológicos e a prática do dia a dia, na realização de **todos os exames** que serão descritos neste capítulo os **profissionais precisam usar**:

▶ luvas de procedimento descartáveis;

▶ avental (também de uso único).

Dependendo do protocolo institucional ou em situações específicas, o profissional poderá utilizar também a máscara e os óculos de proteção.

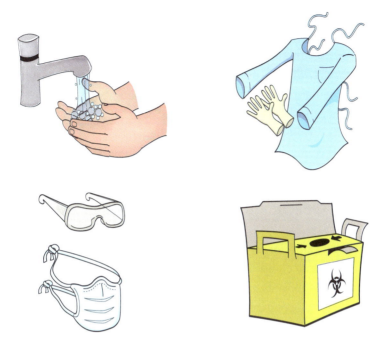

FIGURA 4.1 – Precaução padrão segundo o Ministério da Saúde: em sentido horário, higienização das mãos, luvas e avental, caixa perfurocortante, óculos e máscara.

No momento do exame, a **mesa ginecológica** precisa ser **forrada** com lençol descartável (rolo de papel) ou com o material preconizado pela instituição para essa finalidade. Também deve ser de uso único a proteção colocada sobre as pernas da mulher, para maior privacidade. Dependendo da instituição de saúde, essa proteção é de papel ou de tecido.

A paciente/cliente deve vestir o avental tipo "camisola" fornecido pela instituição. Existem locais que oferecem avental de tecido (após o uso, a mulher deve descartá-lo em local próprio, e o avental é posteriormente encaminhado para lavagem). No caso de avental descartável, o item é desprezado em lixo comum depois de utilizado. Em ambos os casos, o técnico ou o auxiliar devem seguir as rotinas estabelecidas pela instituição.

Em relação à **higienização das mãos**, ela deve ser feita nos cinco momentos descritos a seguir.

1. Antes do contato com a paciente/cliente.
2. Antes da realização de procedimentos assépticos (pois estes devem ser executados sem riscos de contaminação).
3. Após a exposição a fluidos corporais.
4. Depois do contato com a paciente/cliente.
5. Após o contato com o ambiente próximo à paciente/cliente.

Exames ginecológicos básicos/de rotina

Como dito anteriormente, nos exames ginecológicos básicos/de rotina, a atuação da equipe de enfermagem se dá de forma mais discreta. O quadro 4.1 apresenta esses exames: inspeção vaginal, toque vaginal, exame especular e papanicolaou. No quadro, para efeito didático, cada um é explicado em detalhes, incluindo os materiais e EPIs envolvidos. Porém, no dia a dia, o que efetivamente ocorre é esses exames serem realizados em sequência, em uma única consulta.

Em todos esses exames, deve ser considerado que **o técnico e o auxiliar de enfermagem atuam no apoio** ao profissional que realiza o exame, atendendo às suas solicitações para o bom andamento do procedimento. Isso inclui preparar a sala de exame, receber a mulher e posicioná-la, entre outros cuidados com esse caráter de auxílio. A exceção, nesses exames de rotina, é a citologia oncótica (**papanicolaou**), em que é coletado material do colo do útero. A coleta do material no papanicolaou **pode ser realizada por enfermeiro capacitado** para essa finalidade.

QUADRO 4.1 – Exames ginecológicos básicos/de rotina.

Exame	Finalidade	Profissional responsável	Materiais e EPIs	Procedimento
Inspeção vaginal.	Detectar anormalidades na região genital externa (vulva), como, por exemplo, alteração na cor da pele, processos inflamatórios, odores e secreções, entre outros achados.	Médico.	Luvas de procedimento. Aventais (para os profissionais e para a paciente/cliente). Lençol de uso único para forrar a mesa ginecológica (por exemplo, rolo de papel). Papel ou tecido de uso único para cobrir a região pélvica da mulher.	Na sala de exame ou da consulta, a mulher é acomodada em posição ginecológica na mesa ginecológica. A região genital externa é inspecionada pelo médico.
Toque vaginal.	Avaliar, pelo toque manual, as condições do canal vaginal, as partes do colo uterino e anexos.	Médico.	Luvas de procedimento. Aventais (para os profissionais e para a paciente/cliente). Lençol de uso único para forrar a mesa ginecológica (por exemplo, rolo de papel). Papel ou tecido de uso único para cobrir a região pélvica da mulher. Lubrificante (se necessário).	Na sala de exame ou da consulta, a mulher é acomodada em posição ginecológica na mesa ginecológica. Os dedos indicador e médio são introduzidos na vagina, para palpar as regiões do canal vaginal, do fundo de saco, do colo do útero, do corpo do útero e de anexos.

(cont.)

Exame	Finalidade	Profissional responsável	Materiais e EPIs	Procedimento
Exame especular.	Visualizar e avaliar as condições do canal vaginal e do colo uterino, atentando para anormalidades de cor, aspecto e odores, presença de secreções/ corrimento, pólipos e sinais de sangramento.	Médico.	Luvas de procedimento. Aventais (para os profissionais e para a paciente/cliente). Lençol de uso único para forrar a mesa ginecológica (por exemplo, rolo de papel). Papel ou tecido de uso único para cobrir a região pélvica da mulher. Espéculos descartáveis de tamanhos variados.	Na sala de exame ou da consulta, a mulher é acomodada em posição ginecológica na mesa ginecológica. O espéculo é introduzido no canal vaginal, para abertura e exposição do canal vaginal e do colo uterino.

(cont.)

Exame	Finalidade	Profissional responsável	Materiais e EPIs	Procedimento
Citologia oncótica (papanicolaou).	Detectar presença de lesões/células consideradas malignas e/ou pré-malignas, parasitas e processos inflamatórios.	Médico ou enfermeiro capacitado para realizar a coleta.	Luvas de procedimento. Aventais (para os profissionais e para a paciente/cliente). Lençol de uso único para forrar a mesa ginecológica (por exemplo, rolo de papel). Papel ou tecido de uso único para cobrir a região pélvica da mulher. Espéculos descartáveis de tamanhos variados. Espátulas de Ayre. Escova endocervical. Pinça Cheron. Gaze. Fixador em spray. Lâminas com extremidade fosca para depositar o material coletado. Lubrificante (quando indicado). Cuba rim (se necessário).	Na sala de exame ou da consulta, a mulher é acomodada em posição ginecológica na mesa ginecológica. O espéculo é introduzido no canal vaginal, para abertura e exposição do canal vaginal e do colo uterino. Coleta-se material (células) das regiões externa e interna do colo uterino. O material coletado é transferido para a lâmina, sendo esfregado nessa lâmina. Aplica-se o fixador. A amostra (devidamente identificada) é encaminhada para o laboratório, para ser analisada pelo médico patologista.

Fonte: adaptado de Carvalho (2007) e Neme (2005).

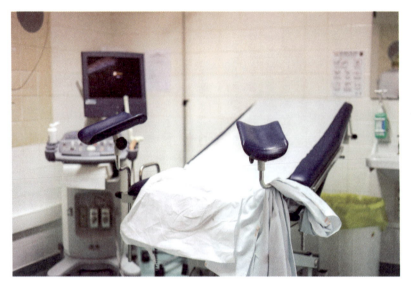

FOTO 4.1 – Mesa ginecológica.

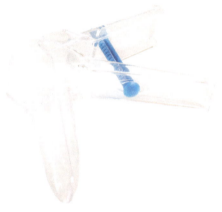

FOTO 4.2 – Espéculo descartável.

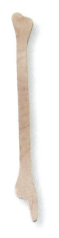

FOTO 4.3 – Espátula de Ayre.

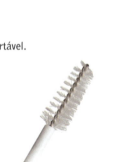

FOTO 4.4 – Escova endocervical.

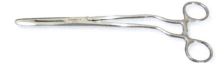

FOTO 4.5 – Pinça Cheron.

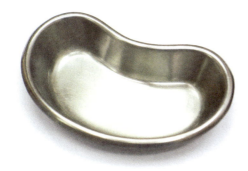

FOTO 4.6 – Cuba rim.

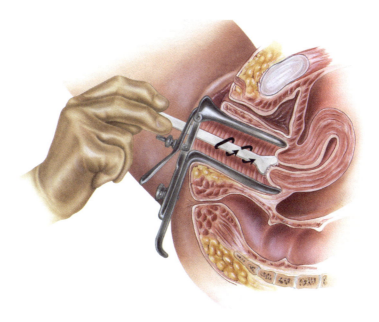

FIGURA 4.2 – Papanicolaou, exame realizado pelo médico ou enfermeiro capacitado para a coleta.

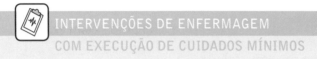

INTERVENÇÕES DE ENFERMAGEM COM EXECUÇÃO DE CUIDADOS MÍNIMOS

- Receber a mulher com cordialidade e respeito, atentando para suas queixas e incertezas quanto ao procedimento a ser realizado.
- Preparar a sala de procedimento, verificando a organização dos materiais necessários (luvas de procedimento, lubrificante vaginal, gaze, pinça Cheron, espéculos descartáveis de diversos tamanhos, espátulas e escovinhas utilizadas para a coleta do papanicolaou, lâminas para depositar o material coletado, spray fixador, aventais, lençol e máscara descartáveis), bem como a limpeza da sala e o funcionamento do foco de luz.
- Orientar a paciente sobre a conduta, esclarecendo suas dúvidas.
- Questionar a paciente sobre histórico de alergias ou outras situações que possam comprometer a realização dos procedimentos.
- Atentar quanto à necessidade de esvaziamento de bexiga. Assim, antes da realização do exame, o auxiliar de enfermagem deve solicitar à mulher que utilize o toalete.
- Posicionar a paciente de acordo com o procedimento que será realizado, respeitando sua privacidade, expondo somente a parte do corpo necessária para o exame. A posição indicada é a litotômica ou a ginecológica, com a mulher sobre a mesa ginecológica, o que possibilita ao avaliador melhor inspeção dos órgãos genitais internos e externos.
- Auxiliar a equipe médica e o enfermeiro durante o procedimento, conforme solicitações que forem feitas.
- Acompanhar a evolução da paciente no pós-exame, atentando para a ocorrência de sintomas sugestivos de complicações, como sinais de sangramento por via vaginal ou cólicas, principalmente depois da coleta no papanicolaou.
- Comunicar a equipe médica e o enfermeiro quando detectar anormalidades com a paciente/cliente, para que sejam tomadas condutas a fim de minimizar intercorrências.

Exames ginecológicos complementares

Os exames complementares são realizados para auxiliar, complementar, confirmar hipóteses de diagnósticos e propiciar tratamentos específicos. Desse modo, o profissional médico, após a avaliação dos resultados, pode elaborar o plano terapêutico adequado para atender à necessidade da mulher.

A realização desses exames pode envolver uma equipe multiprofissional, que abrange médicos e radiologistas, entre outros especialistas. Para auxiliar esses profissionais se faz necessária a equipe de enfermagem, que em alguns dos exames complementares desempenha papel fundamental, executando **cuidados mais complexos** que os aplicados nos exames básicos/de rotina.

QUADRO 4.2 – Exames ginecológicos complementares.

Exame	Finalidade	Profissional responsável	Materiais e EPIs	Procedimento	Observações
Colposcopia.	Detectar áreas sugestivas de neoplasias, com o uso de colposcópio (equipamento que permite o aumento da imagem em 10 a 40 vezes).	Médico.	Luvas de procedimento. Aventais (para os profissionais e para a paciente/cliente). Lençol de uso único para forrar a mesa ginecológica (por exemplo, rolo de papel). Papel ou tecido de uso único para cobrir a região pélvica da mulher. Espéculos descartáveis de tamanhos variados. Soluções: ácido acético, lugol (solução iodada), azul de toluidina e formol.	Na sala de exame ou da consulta, a mulher é acomodada em posição ginecológica na mesa ginecológica. O espéculo é introduzido no canal vaginal, para abertura e exposição do canal vaginal e do colo uterino. Com o auxílio do colposcópio, inspeciona-se o colo do útero. O ácido acético é aplicado na região com swab com ponta de algodão ou pulverizador.	O ácido acético, o lugol e o azul de toluidina promovem reações de cor na região do colo uterino e da vulva, permitindo a visualização de anormalidades e células cancerígenas.

(cont.)

Exame	Finalidade	Profissional responsável	Materiais e EPIs	Procedimento	Observações
			Swab com ponta de algodão (para aplicação e remoção do excesso das soluções) ou pulverizador. Frascos para acondicionar material de biópsia (se necessária) no formol. Pinça específica para realizar biópsia (se necessário). Bolas de algodão. Gaze.	Aplica-se lugol na região com swab com ponta de algodão ou pulverizador. (Este é o chamado teste de Schiller.) Aplica-se azul de toluidina com swab com ponta de algodão ou pulverizador. (Este é o chamado teste de Collins.)	

(cont.)

Exame	Finalidade	Profissional responsável	Materiais e EPIs	Procedimento	Observações
Teste de Schiller.	Detectar áreas sugestivas de neoplasias.	Médico.	Luvas de procedimento. Aventais (para os profissionais e para a paciente/cliente). Lençol de uso único para forrar a mesa ginecológica (por exemplo, rolo de papel). Papel ou tecido de uso único para cobrir a região pélvica da mulher. Espéculos descartáveis de tamanhos variados. Lugol (solução iodada). Swab com ponta de algodão (para aplicação e remoção do excesso de lugol) ou pulverizador.	Na sala de exame ou da consulta, a mulher é acomodada em posição ginecológica na mesa ginecológica. O espéculo é introduzido no canal vaginal, para abertura e exposição do canal vaginal e do colo uterino. Com o auxílio do colposcópio, aplica-se lugol com swab com ponta de algodão ou pulverizador no colo do útero, para tingir as células da região e, assim, identificar presença ou não de células cancerígenas.	O teste de Schiller, embora esteja descrito em detalhe neste quadro, é um procedimento que normalmente faz parte da colposcopia.

(cont.)

Exame	Finalidade	Profissional responsável	Materiais e EPIs	Procedimento	Observações
Teste de Collins.	Detectar áreas sugestivas de neoplasias.	Médico.	Luvas de procedimento. Aventais (para os profissionais e para a paciente/cliente). Lençol de uso único para forrar a mesa ginecológica (por exemplo, rolo de papel). Papel ou tecido de uso único para cobrir a região pélvica da mulher. Espéculos descartáveis de tamanhos variados. Azul de toluidina. Swab com ponta de algodão (para aplicação e remoção do excesso do azul de toluidina) ou pulverizador.	Na sala de exame ou da consulta, a mulher é acomodada em posição ginecológica na mesa ginecológica. O espéculo é introduzido no canal vaginal, para abertura e exposição do canal vaginal e do colo uterino. Com o auxílio do colposcópio, aplica-se azul de toluidina com swab com ponta de algodão ou pulverizador na região, para tingi-la e, assim, ser possível detectar alterações.	O teste de Collins, embora esteja descrito em detalhe neste quadro, é um procedimento que normalmente faz parte da colposcopia.

(cont.)

Exame	Finalidade	Profissional responsável	Materiais e EPIs	Procedimento	Observações
Vulvoscopia.	Detectar alterações na região vulvar (monte de Vênus, grandes e pequenos lábios, sulcos interlabiais, clitóris, vestíbulo) e na região perineal, com o uso de colposcópio.	Médico.	Luvas de procedimento. Aventais (para os profissionais e para a paciente/cliente). Lençol de uso único para forrar a mesa ginecológica (por exemplo, rolo de papel). Papel ou tecido de uso único para cobrir a região pélvica da mulher. Soluções reagentes e materiais para a realização de testes como de Schiller e de Collins, citados acima neste quadro.	Na sala de exame ou da consulta, a mulher é acomodada em posição ginecológica na mesa ginecológica. O espéculo é introduzido no canal vaginal, para abertura e exposição do local a ser visualizado. Com o auxílio do colposcópio, inspeciona-se a região vulvar.	Este exame é realizado junto com o exame do colo do útero, utilizando as soluções reagentes citadas acima neste quadro.

(cont.)

Exame	Finalidade	Profissional responsável	Materiais e EPIs	Procedimento	Observações
Biópsia para investigação de lesões.	Remover fragmentos de tecidos para avaliações cito e histopatológica.	Médico.	Luvas de procedimento. Aventais (para os profissionais e para a paciente/cliente). Lençol de uso único para forrar a mesa ginecológica (por exemplo, rolo de papel). Papel ou tecido de uso único para cobrir a região pélvica da mulher. Espéculos descartáveis de tamanhos variados. Instrumentais como pinças e/ou cureta (instrumento em forma de colher com o qual se faz remoção de tecido), de acordo com a biópsia prescrita e conforme o protocolo institucional. Ácido acético e formol. Swab com ponta de algodão (para aplicações e remoções). Frascos para acondicionar material de biópsia no formol.	Na sala apropriada, a mulher é acomodada em posição ginecológica na mesa ginecológica. O espéculo é introduzido no canal vaginal, para abertura e exposição do local a ser visualizado. Com o auxílio do colposcópio, aplica-se ácido acético com swab com ponta de algodão ou pulverizador no local a ser investigado, para tingir as células da região. O tecido é removido com auxílio de pinça específica. Acondiciona-se o material em frasco próprio com formol. A amostra (devidamente identificada) é encaminhada ao laboratório, para ser analisada pelo médico patologista.	Em ginecologia, as biópsias mais realizadas são as de endométrio, de gônadas, de colo uterino e de vulva. Também são feitas biópsias nas mamas (ver quadro 4.3).

(cont.)

Exame	Finalidade	Profissional responsável	Materiais e EPIs	Procedimento	Observações
Curetagem semiótica.	Coletar amostra de tecidos endometriais por raspagem, para auxiliar na investigação de neoplasias, corrigir hemorragias uterinas e remover resíduos decorrentes de aborto, entre outras finalidades.	Médico.	Máscara, luvas, óculos e roupa privativa para os profissionais. Campos cirúrgicos (para cobertura da mesa cirúrgica e da paciente/cliente). Seringas, agulhas e cateteres apropriados (para punção venosa). Bombas de infusão para administração de medicamentos que necessitam de controle de gotejamento, entre outros. Medicamentos necessários para a indução anestésica, analgésicos, anti-inflamatórios.	São realizados preparos específicos de cirurgia (como verificação de jejum e de resultados de exames laboratoriais e de imagem, entre outros). A equipe médica avalia a indicação da anestesia (local ou geral). A mulher é posicionada na mesa cirúrgica. Os campos cirúrgicos e os instrumentais são posicionados.	Esse procedimento deve ser realizado em área hospitalar ou em clínicas especializadas, por exigir ambiente, materiais e instrumentais cirúrgicos.

(cont.)

Exame	Finalidade	Profissional responsável	Materiais e EPIs	Procedimento	Observações
			Caixa cirúrgica específica para a realização da curetagem (recipiente com instrumentais cirúrgicos utilizados no procedimento). Materiais para curativos.	Procede-se à introdução do dilatador de colo uterino, para promover a abertura do canal vaginal e do colo uterino, facilitando a entrada do instrumental cirúrgico na cavidade uterina. É inserida a cureta (para limpeza e remoção de tecido endometrial). Após o término do procedimento, remove-se o dilatador de colo uterino. O material coletado (devidamente identificado) é encaminhado ao laboratório, para ser analisado pelo médico patologista.	

(cont.)

Exame	Finalidade	Profissional responsável	Materiais e EPIs	Procedimento	Observações
Histeroscopia (endoscopia intrauterina transcervical).	Inspecionar a cavidade uterina e o canal cervical para investigar doenças intrauterinas, com o uso de histeroscópio (espécie de tubo com aproximadamente 10 mm de diâmetro, utilizado para visualização das partes da cavidade uterina).	Médico.	Luvas de procedimento. Aventais (para os profissionais e para a paciente/cliente). Lençol de uso único para forrar a mesa ginecológica (por exemplo, rolo de papel). Papel ou tecido de uso único para cobrir a região pélvica da mulher. Espéculos descartáveis de tamanhos variados.	Na sala de exame, a mulher é acomodada em posição ginecológica na mesa ginecológica. O espéculo é introduzido no canal vaginal, para abertura e exposição do local a ser visualizado. O histeroscópio é inserido na vagina. Após a realização do exame, o histeroscópio e o espéculo são removidos, e as imagens obtidas são analisadas, para conclusão diagnóstica.	A histeroscopia é indicada também para remover corpo estranho, pólipos, miomas, cicatrizes, corrigir hemorragias e auxiliar em biópsia dirigida, entre outras aplicações.

(cont.)

Exame	Finalidade	Profissional responsável	Materiais e EPIs	Procedimento	Observações
Histerometria.	Identificar alterações, como miomas, e auxiliar no diagnóstico de tumores pélvicos femininos, com o uso de histerômetro (instrumento que é uma sonda uterina).	Médico.	Luvas de procedimento. Aventais (para os profissionais e para a paciente/cliente). Lençol de uso único para forrar a mesa ginecológica (por exemplo, rolo de papel). Papel ou tecido de uso único para cobrir a região pélvica da mulher. Espéculos descartáveis de tamanhos variados.	Na sala de exame, a mulher é acomodada em posição ginecológica na mesa ginecológica. O espéculo é introduzido no canal vaginal, para abertura e exposição do canal vaginal e do colo uterino. O histerômetro é introduzido pela vagina, para realização das medidas: distância entre o fundo uterino e o orifício interno da cérvix.	O histerômetro é utilizado para medir a cavidade uterina. Por isso, também costuma ser usado para outra finalidade: saber se a mulher está apta para a colocação do DIU (ver página 33).

(cont.)

Exame	Finalidade	Profissional responsável	Materiais e EPIs	Procedimento	Observações
Histerossalpingografia.	Avaliar formas e permeabilidade e detectar anormalidades nas regiões do útero e das tubas uterinas. O exame é realizado por meio de raios X e contraste, para melhor visualização.	Médico, às vezes com auxílio do técnico em radiologia.	Luvas de procedimento. Aventais (para os profissionais e para a paciente/cliente). Lençol de uso único para forrar a mesa ginecológica (por exemplo, rolo de papel). Papel ou tecido de uso único para cobrir a região pélvica da mulher. Espéculos descartáveis de tamanhos variados. Solução de contraste líquido (oleoso ou aquoso). Absorvente higiênico.	Previamente é realizado o esvaziamento total do intestino (administração de laxantes e/ou enema intestinal). Na sala de exame, a mulher é acomodada em posição ginecológica na mesa ginecológica. O espéculo é introduzido no canal vaginal, para abertura e exposição do canal vaginal e do colo uterino. O contraste é administrado (conforme a prescrição médica) na cavidade uterina. Após o exame, é indicado que a mulher utilize por algumas horas um absorvente higiênico, para coletar resíduos do contraste.	A histerossalpingografia detecta alguns tipos de doenças e anormalidades ligadas à dificuldade de engravidar.

(cont.)

Exame	Finalidade	Profissional responsável	Materiais e EPIs	Procedimento	Observações
Ultrassonografia.	Investigar patologias de órgãos internos. Em ginecologia, é muito utilizada para detectar tumores pélvicos, nódulos mamários e cistos.	Médico.	Luvas de procedimento. Aventais (para os profissionais e para a paciente/cliente). Lençol de uso único para forrar a mesa ginecológica (por exemplo, rolo de papel). Papel ou tecido de uso único para cobrir a região pélvica da mulher. Frasco com gel condutor para ultrassom. Preservativo descartável (para cobertura do transdutor). Lenços descartáveis (para limpeza da mulher após o exame). Absorvente higiênico.	Na sala de exame, a mulher é posicionada na mesa ou na maca, conforme protocolo institucional. O transdutor do aparelho é passado na região a ser investigada (abdome ou interior da vagina). Após a realização do exame, as imagens obtidas são analisadas, para conclusão diagnóstica.	A ultrassonografia, muitas vezes chamada apenas de ultrassom, é um exame de imagem realizado por meio de ondas que ultrapassam os tecidos dos órgãos. As imagens são visualizadas pelo médico no momento do exame e ''capturadas'', como se fossem fotografias, que formam o kit do resultado do exame (imagens + laudo).

(cont.)

Exame	Finalidade	Profissional responsável	Materiais e EPIs	Procedimento	Observações
Laparoscopia.	Auxiliar no diagnóstico e no tratamento de patologias nas regiões abdominais e pélvicas.	Médico.	Máscara, luvas, óculos e roupa privativa para os profissionais. Campos cirúrgicos (para cobertura da mesa cirúrgica e da paciente/cliente). Seringas, agulhas e cateteres apropriados (para punção venosa). Bombas de infusão para administração de medicamentos que necessitam de controle de gotejamento, entre outros. Medicamentos necessários para a indução anestésica, analgésicos, anti-inflamatórios.	São realizados preparos específicos de cirurgia (como verificação de jejum e de resultados de exames laboratoriais e de imagem, entre outros). A mulher é posicionada na mesa cirúrgica. Os campos cirúrgicos e os instrumentais são posicionados. É realizada tricotomia quando indicada. Após o preparo da pele, é feita a a incisão cirúrgica para a introdução do laparoscópio na cavidade peritoneal.	É um procedimento cirúrgico minimamente invasivo, mas feito sob indução anestésica geral e que necessita de cuidados hospitalares após sua realização.

(cont.)

Exame	Finalidade	Profissional responsável	Materiais e EPIs	Procedimento	Observações
			Caixa cirúrgica específica para a realização da laparoscopia. Lâminas de bisturi, fios de sutura, materiais para curativos, entre outros.	Ao término do procedimento, a mulher deve permanecer em observação na sala de Recuperação Pós-anestésica (RPA), sob os cuidados da enfermagem, até reavaliação médica e liberação para o quarto hospitalar.	

Fonte: adaptado de Carvalho (2007) e Neme (2005).

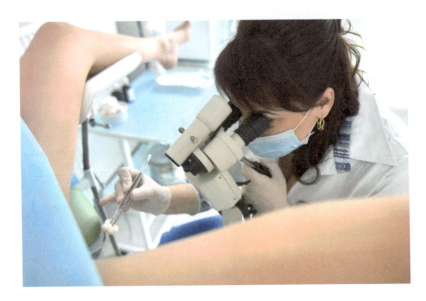

FOTO 4.7 – Realização de colposcopia, investigação que usa o colposcópio, equipamento capaz de aumentar a imagem em 10 a 40 vezes.

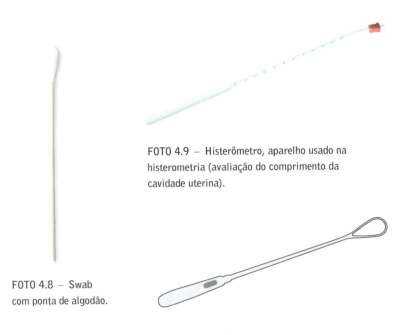

FOTO 4.9 – Histerômetro, aparelho usado na histerometria (avaliação do comprimento da cavidade uterina).

FOTO 4.8 – Swab com ponta de algodão.

FIGURA 4.3 – Cureta.

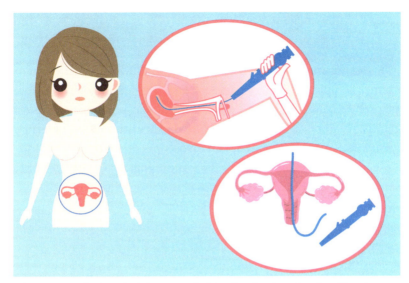

FIGURA 4.4 – Realização de histeroscopia (visualização e investigação utilizando o histeroscópio).

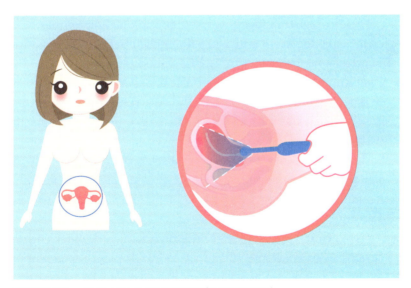

FIGURA 4.5 – Realização de ultrassonografia transvaginal.

INTERVENÇÕES DE ENFERMAGEM
COM EXECUÇÃO DE CUIDADOS INTERMEDIÁRIOS

A assistência de enfermagem prestada durante a realização dos exames complementares depende do tipo de exame ao qual a mulher está sendo submetida. Nesse grupo de exames podemos encontrar alguns que necessitam apenas de intervenções mínimas de enfermagem. Por exemplo, colposcopia, vulvoscopia, histeroscopia, ultrassonografia, histerometria e histerossalpingografia. Nesses exames são aplicados os cuidados mínimos já mencionados anteriormente.

No entanto, procedimentos como curetagem semiótica, biópsia e laparoscopia exigem intervenções de enfermagem mais complexas, descritas a seguir.

▶ Identificar a paciente/cliente e o exame a ser realizado por meio do pedido médico.

▶ Acolher a mulher de modo humanizado (conversando sobre o exame em caso de dúvidas e respeitando sua individualidade).

▶ Verificar sinais vitais, atentando sobre os valores de pressão arterial e peso, registrando em impresso próprio ou no prontuário. A verificação do peso é utilizada pelo médico para calcular a dose de medicamentos e de contraste (quando indicado).

▶ Caso a mulher venha a usar contraste endovenoso, o profissional de enfermagem deve puncionar o acesso venoso periférico utilizando técnica asséptica, ou seja, realizar o procedimento sem riscos de contaminação.

▶ Posicionar a mulher na mesa do procedimento.

▶ Administrar os medicamentos de acordo com a prescrição médica.

▶ Acompanhar a realização do exame, atentando para as solicitações da equipe que o realiza.

▶ Após o término do exame, o técnico ou o auxiliar de enfermagem devem ajudar a paciente/cliente a se retirar da mesa e encaminhá-la para a sala de repouso/observação.

- Manter observação da paciente/cliente, buscando detectar reações adversas, como sinais alérgicos (coceiras, febre, irritação cutânea), náuseas, vômitos e queixas álgicas (dor), entre outras.
- Em caso de reação alérgica ou outras ocorrências, o profissional de enfermagem deve comunicar imediatamente o médico, para que sejam tomadas as condutas cabíveis.

Principais exames nas mamas

A mulher deve buscar conhecer seu corpo o máximo possível, pois desse modo facilitará a detecção de qualquer anormalidade que possa se desenvolver. Os profissionais de enfermagem que lidam com mulheres em seu dia a dia devem orientá-las a ficarem atentas a qualquer alteração que notem nas mamas. Essa observação ajuda a descobrir o mais cedo possível alguma doença, principalmente o câncer.

Voltando ao que foi mostrado na figura 3.1, no capítulo anterior (ver página 54), sinais suspeitos são:

- alteração no tamanho ou no formato da mama;
- alteração na textura da pele da mama;
- vermelhidão ou erupção na pele;
- espessamento da mama;
- rugosidade na pele da mama (aspecto de "casca de laranja");
- retração da pele ou da região do mamilo;
- secreção pelo mamilo (podendo ser sanguinolenta);
- dor nas axilas.

Antigamente havia a orientação de que a mulher fizesse mensalmente o autoexame nas mamas. Mas hoje é um pouco diferente: os médicos recomendam que a mulher observe suas mamas e as palpe sempre que se sentir confortável; no banho, no momento da troca de roupa, por exemplo. Isso porque as evidências mostram que muitas mulheres com câncer de mama descobriram a doença a partir de uma observação casual.

Assim, o profissional de enfermagem pode orientar as mulheres com quem tem contato a adotarem, como hábito, a sequência de observação apresentada a seguir.

1. Ir para a frente do espelho e observar as mamas em três situações: com os braços esticados juntos às pernas, com os braços levantados e também com as mãos na cintura. Ao observar as mamas, o normal é que elas estejam na mesma altura, sem uma mais "caída" do que a outra.
2. Levantar um braço e, com a mão do outro braço, palpar a mama do lado do braço erguido. Palpar a mama em toda a sua extensão, verificando se há algum "caroço". Fazer isso com as duas mamas.
3. Apertar os mamilos. Não deve sair secreção deles.

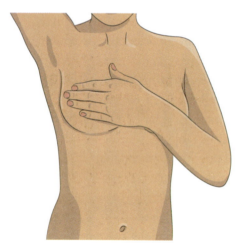

FIGURA 4.6 – Palpação que a mulher pode fazer em suas mamas.

Em caso de qualquer alteração, a mulher deve procurar o serviço de saúde o mais rápido possível.

Mas é importante o profissional de enfermagem deixar claro, para as mulheres, que **mesmo fazendo o autoexame elas precisam fazer rotineiramente uma avaliação das mamas com os médicos**.

Os principais exames para a prevenção e o acompanhamento de anormalidades mamárias são a palpação feita pelo profissional médico, o exame clínico, os exames laboratoriais, a mamografia, a ultrassonografia (ou ultrassom), a ressonância magnética e as biópsias.

QUADRO 4.3 – Principais exames nas mamas.

Exame	Finalidade	Profissional responsável	Observações
Exame clínico.	Avaliar o estado clínico geral da mulher.	Médico.	Exame físico realizado durante a consulta médica.
Exames laboratoriais.	Avaliar e acompanhar os níveis de marcadores tumorais específicos no sangue. Auxiliar na investigação e na conclusão de diagnósticos.	Profissionais de enfermagem (coleta).	Esses exames devem ser realizados periodicamente, para o acompanhamento da saúde da mulher.
Palpação das mamas.	Detectar a presença de alterações no tecido mamário.	Médico.	Recomenda-se a realização desse exame nos dias seguintes ao término da menstruação, pois nesse período as mamas se apresentam flácidas, evitando que a palpação seja dolorosa.

(cont.)

Exame	Finalidade	Profissional responsável	Observações
Mamografia.	Rastrear e detectar a presença de tumores, calcificações ou alterações nos tecidos mamários, com o uso de mamógrafo (equipamento que gera imagens por meio de raios X ou sistema digital).	Técnico especialista em radiologia (executa o exame) e médico (faz o laudo).	O mamógrafo exerce uma compressão no tecido mamário para a visualização das estruturas teciduais das mamas.
Ultrassonografia.	Investigar patologias e anormalidades nos tecidos das mamas; auxiliar na realização de biópsias.	Médico.	Muitas vezes chamado de US de mamas, é um exame de imagem realizado por meio de ondas que ultrapassam o tecido mamário. Possibilita a visualização das características de nódulos e cistos mamários. O US de mamas é um exame complementar à mamografia.

(cont.)

Exame	Finalidade	Profissional responsável	Observações
Ressonância magnética.	Auxiliar na investigação de neoplasia mamária em equipamento próprio para ressonância.	Técnico especialista em radiologia (executa o exame) e médico (faz o laudo).	É realizada em conjunto com os demais exames. Possui algumas restrições no aspecto de rastreamento, pois alguns tipos de nódulos podem não ser detectados pelo equipamento da ressonância, podendo haver um resultado falso positivo.
Biópsia.	Remover fragmentos de tecidos, que são enviados para análise a fim de que seja constatada e/ou identificada alguma alteração.	Médico.	Existem variados tipos de biópsias na região das mamas. As mais comuns são a biópsia por agulha grossa, a biópsia cirúrgica, a punção aspirativa por agulha fina (PAAF) e a biópsia por linfonodo.

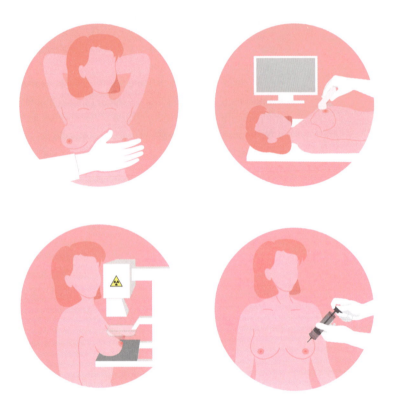

FIGURA 4.7 – Alguns dos principais exames das mamas: em sentido horário, palpação feita pelo médico, ultrassonografia, biópsia e mamografia.

Em ambiente hospitalar, a atuação do profissional de enfermagem tem mais destaque principalmente na ressonância magnética, pois esse exame exige condutas como preparo e administração de medicamentos e de contraste (quando prescrito) por via endovenosa, além de acompanhamento da paciente no pós-exame.

INTERVENÇÕES DE ENFERMAGEM

Na **palpação das mamas**, no **exame clínico**, na **mamografia** e na **ultrassonografia**, a atuação requerida da enfermagem consiste em **cuidados mínimos**, como os descritos a seguir.

- Recepcionar a mulher de modo cordial e acolhedor, encaminhando-a para a sala do exame.
- Encorajar a mulher e seus familiares a exporem suas dúvidas sobre a execução do exame a ser realizado.
- Atentar às queixas da mulher, principalmente para relatos sobre reações alérgicas.
- Orientar sobre a importância da realização periódica do autoexame e dos exames de rotina.
- Proporcionar ambiente calmo e acolhedor, propiciando privacidade à mulher.
- Atentar para a organização e a limpeza da sala de exame.
- Posicionar a mulher na mesa de procedimento para a realização do exame.
- Auxiliar o médico durante a realização dos procedimentos e dos preparos necessários.
- Observar as reações físicas e emocionais da mulher durante e após a realização do exame. Caso haja queixas de dor nas mamas ou outra queixa importante, comunicar a equipe médica e o enfermeiro.

Em **exames laboratoriais**, na **ressonância magnética** e na **biópsia**, as intervenções de enfermagem se tornam mais complexas, pois exigem a execução de **técnicas específicas**, como as apresentadas abaixo.

- Preparar o material para a realização do exame, como material para punção venosa (dispositivo venoso, bolsas de soro e equipos, fixação para dispositivos venosos, luvas de procedimento), medicamento(s) necessário(s), lençóis e aventais descartáveis.

No caso de exames laboratoriais, o técnico e o auxiliar de enfermagem, além de realizar o procedimento de punção venosa com técnica asséptica, devem seguir o protocolo e a rotina institucional quanto a:

▶ preparar materiais para a punção: seringas e dispositivos venosos e frascos para a coleta de sangue;

▶ usar antissépticos padronizados para preparo da pele;

▶ utilizar avental, luvas de procedimento e óculos de proteção;

▶ adotar as medidas já mencionadas na precaução padrão (ver página 84).

Gestação 5

A gestação é caracterizada por envolver alterações fisiológicas, físicas e emocionais, vivenciadas de maneiras diferentes por cada mulher. Diante disso, é necessário acompanhamento contínuo por parte da família e de profissionais da saúde responsáveis e capacitados, que garantirão a assistência adequada no pré-natal, no parto e no puerpério (que é o período pós-parto).

A gestação, também denominada gestação ou prenhez, é o período que corresponde à formação, ao crescimento e ao desenvolvimento de um novo ser no interior do útero. Em média, tem duração de 40 semanas ou 280 dias ou 10 meses lunares. As semanas são contadas a partir da data da última menstruação (DUM). A organização em semanas é a que prevalece na área de saúde, pois é mais precisa do que a organização em meses e permite um pré-natal mais efetivo. A cada semana, a evolução do feto pode mudar de maneira expressiva.

A gestação pode ser única (formação de um feto) ou múltipla (dois ou mais fetos em uma única gravidez). A gestação múltipla, também chamada de gemelar, resulta de ocorrências no processo de fecundação e pode ser monozigótica ou dizigótica.

▶ **Gestação monozigótica:** ocorre quando há a fecundação de um único óvulo por um espermatozoide, porém o zigoto (resultado da união do óvulo com o espermatozoide) se divide, dando origem à duplicidade de embriões (ou mais). Esses são os gêmeos chamados de idênticos. São sempre do mesmo sexo, e muito raramente são mais do que duas crianças.

▶ **Gestação dizigótica:** ocorre quando dois ou mais óvulos são fecundados pelo mesmo número de espermatozoides. Cada embrião possui suas estruturas (placenta, por exemplo) separadamente. Por isso, os bebês possuem características diferentes, sendo denominados gêmeos fraternos. Podem, inclusive, ser de sexos diferentes. A semelhança entre eles é a mesma que há entre irmãos nascidos de gestações únicas. A gravidez múltipla dizigótica é mais comum que a gravidez múltipla monozigótica.

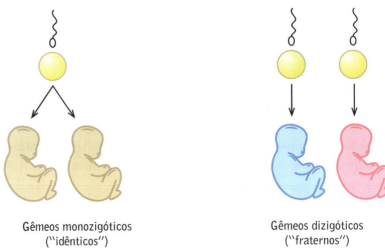

FIGURA 5.1 – Fecundação de gêmeos monozigóticos (quando o zigoto resultante da fusão do óvulo e do espermatozoide se divide) e dizigóticos (quando dois ou mais óvulos são fecundados pelo mesmo número de espermatozoides).

Sinais e sintomas sugestivos de gravidez

O sinal clássico para suspeitar de uma possível gravidez é a **ausência da menstruação**. Junto com esse sintoma, a mulher pode apresentar sonolência, fadiga, náuseas e vômitos sem causas definidas, diminuição ou aumento do apetite, vontade mais frequente de urinar, aumento e/ou sensibilidade nas mamas (ficam dolorosas à palpação) e aumento no volume abdominal e no peso corporal.

Para confirmação e **diagnóstico de gravidez**, o médico baseia-se inicialmente em:

- histórico apresentado pela mulher (sintomas);
- realização de exame físico e ginecológico (observação de alterações na coloração da vulva e nas mamas, entre outros achados sugestivos de gestação);
- exames laboratoriais, como de urina e de sangue (beta HCG), para detectar a presença da gonadotrofina coriônica humana, que é um hormônio produzido pela mulher quando está grávida;
- exames de imagem, como ultrassonografia (USG obstétrico).

O diagnóstico clínico envolve anamnese (entrevista com a paciente para construir um histórico), palpação, toque e ausculta fetal, bem como sinais de probabilidade, ou seja, sintomas relatados pela mulher, como desejo de ingerir algo diferente do usual e aversão a cheiros, entre outros.

Após a confirmação da gravidez, a mulher deve dar início ao pré-natal (ver página 143), ou seja, ao acompanhamento da gestação de modo periódico e contínuo sob a supervisão da equipe obstétrica e de enfermagem. Em casos de detecção de anormalidades e adequação de intervenções específicas, faz-se necessária a presença da equipe multiprofissional (nutricionista, psicólogo, especialidades médicas).

Fisiologia e fases da gravidez

Para que ocorra o processo da gravidez, inicialmente deve acontecer a fecundação, que pode ser definida como o momento em que o gameta masculino (o espermatozoide) se funde com o gameta feminino (o óvulo), no ato sexual.

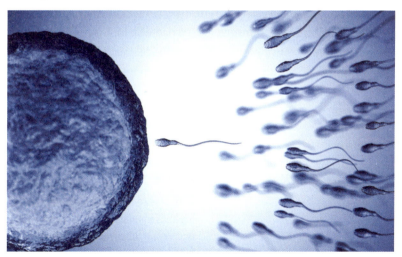

FIGURA 5.2 – Espermatozoide em direção ao óvulo, para que ocorra a fecundação.

Essa fusão acontece no interior da tuba uterina. Os núcleos do espermatozoide e do óvulo se juntam, resultando no zigoto. Essa nova célula se apresenta carregada de informações genéticas (cromossomos) que darão início à formação e ao desenvolvimento do novo ser.

Ao penetrar no interior do óvulo, o espermatozoide libera o líquido perivitelínico, que promove alterações que bloqueiam a passagem de novos espermatozoides para o interior do óvulo.

Na fase final da fecundação, o zigoto, após sofrer várias subdivisões, origina um pequeno embrião que se desloca pela tuba uterina e se instala na região endometrial (lembrando, o endométrio é a camada que reveste o interior do útero), configurando assim o processo chamado de **nidação**.

Esse processo corresponde à implantação do embrião na cavidade uterina e tem duração de aproximadamente 6 a 7 dias seguintes à fecundação. É comum que algumas mulheres apresentem discreto sangramento nesse período e até o confundam com menstruação. Porém o sangramento da nidação é diferente do da menstruação, porque, além de vir em quantidade menor, não costuma durar mais do que 2 dias. Esse fenômeno pode variar de mulher para mulher.

As modificações celulares prosseguem, e há a formação dos anexos embrionários, que são estruturas destinadas a propiciar o desenvolvimento do embrião (e do futuro feto) e protegê-lo. Entre esses anexos estão a placenta, o âmnio e o cordão umbilical (ver páginas 124-126).

Os eventos que promovem o desenvolvimento e o nascimento do bebê são divididos em fases e períodos: pré-embrionária, embrionária, fetal e neonatal.

QUADRO 5.1 – Fases e períodos da gestação e do nascimento.

Fase ou período	Características
Fase pré-embrionária.	Denominada também fase do ovo. Esta fase se inicia na fertilização e dura 3 semanas. Ocorrem o desenvolvimento das membranas embrionárias e a implantação na camada uterina.

(cont.)

Fase ou período	Características
Fase embrionária.	Inicia-se na 4ª semana e prossegue até a 8ª semana de gestação, quando todos os órgãos do bebê estão praticamente formados. Ocorre o processo de diferenciação celular para originar os órgãos e sistemas do organismo fetal. O desenvolvimento nesta fase é de suma importância, pois qualquer alteração pode acarretar problemas envolvendo anomalias congênitas.
Período fetal.	Corresponde ao período após a 8ª semana de vida fetal intrauterina. Há desenvolvimento constante e maturação dos órgãos do bebê. Ao final deste período, o bebê se apresenta completamente formado e preparado para o nascimento.
Período neonatal.	Inicia-se após o nascimento e se estende até o 28º dia de vida do bebê.

Fonte: adaptado de Santos (2009).

Para descrever as principais características do desenvolvimento, é feita a organização em trimestres:

▶ **1º trimestre:** corresponde ao período entre a 1ª semana e a 13ª semana;

▶ **2º trimestre:** corresponde ao período entre a 14ª semana e a 27ª semana;

▶ **3º trimestre:** corresponde ao período entre a 28ª e a 40ª semana.

Anexos embrionários

PLACENTA

Um dos anexos embrionários, a placenta é considerada a fusão entre as membranas fetais e a mucosa uterina. Tem a responsabilidade de promover trocas gasosas e de nutrientes entre a mãe e o bebê.[1]

A placenta apresenta forma de disco e possui duas faces – a fetal e a materna:

▶ **face fetal:** de estrutura lisa, brilhante, com tonalidade cinza azulada luminosa, coberta internamente por âmnio, em que estão presentes ramificações venosas umbilicais e, em especial, o cordão umbilical;

▶ **face materna:** de coloração vinhosa, atua principalmente na aderência da placenta ao endométrio.

As principais funções da placenta são:

▶ promover as já citadas transferências de nutrientes e as trocas gasosas entre a mãe e o feto, bem como a transferência de anticorpos do sangue materno para o bebê;

▶ impedir a passagem de substâncias nocivas, como drogas, agentes químicos (álcool e nicotina, entre outros) e microrganismos patógenos (ou seja, causadores de doenças);

▶ atuar como barreira para que o feto não seja rejeitado pelos anticorpos maternos (afinal, é um outro corpo dentro do corpo da mulher);

▶ participar da produção de vários hormônios, com destaque para gonadotrofina coriônica humana (beta HCG), que é vital para preservar a gestação durante as primeiras semanas e determinar o diagnóstico de gravidez;

▶ auxiliar na manutenção da temperatura do feto juntamente com o líquido amniótico.

---

1 Na área de saúde, é comum utilizar o termo "binômio" para se referir a "mãe + bebê" no processo gestacional.

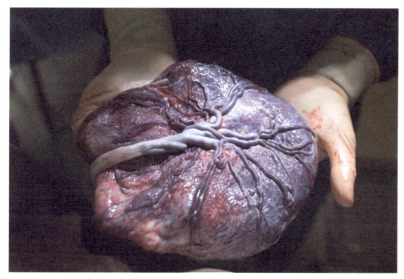
FOTO 5.1 – Placenta, face fetal.

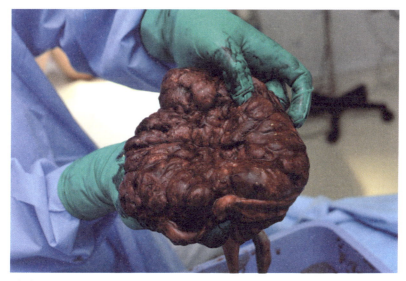
FOTO 5.2 – Placenta, face materna.

ÂMNIO

É uma estrutura membranosa que delimita a cavidade amniótica, ambiente que contém o líquido amniótico (líquido em que o bebê é mantido durante a gestação).

Entre as funções do âmnio estão:

- garantir um ambiente adequado para o feto se movimentar confortavelmente;
- fornecer proteção contra traumas externos;
- proteger o cordão umbilical de trações, principalmente durante a movimentação fetal e as contrações uterinas;
- manter temperatura adequada para o desenvolvimento fetal;
- auxiliar no desenvolvimento pulmonar do bebê.

CORDÃO UMBILICAL

É o "canal de comunicação" entre o binômio, ou seja, entre mãe e bebê. O cordão apresenta em sua composição vasos umbilicais: duas artérias e uma veia. Possui resistência para suportar as pressões intrauterinas e possíveis trações fetais.

1º trimestre (1ª à 13ª semana)

É de suma importância que a mulher inicie o pré-natal assim que descubra a gravidez, para que seja possível monitorar todas as modificações esperadas.

DESENVOLVIMENTO FETAL NO 1º TRIMESTRE

- **Características gerais:** a cabeça representa ⅓ do comprimento do corpo. Posição ereta, olhos frontais, pálpebras fundidas, orelhas, pavilhões, mandíbulas, unhas, digitais, glândulas mamárias e mamilos (ambos já definidos). O sexo ainda não está definido. Ocorre o aparecimento de pelos no couro cabeludo. Comprimento de aproximadamente 14 cm e peso de 200 g.
- **Sistema cardiovascular:** apresenta estrutura cardíaca definida com batimento cardíaco detectável e formação de sangue no baço.
- **Sistema respiratório:** com desenvolvimento de glândulas, mucosa nasal e laringe com cílios. Pulmão definitivo e brônquios em formação. Nesta fase as narinas se apresentam fechadas.
- **Sistema gastrointestinal:** apresenta as estruturas da língua em formação e ocorre a união do palato. As alças intestinais estão

presentes na cavidade abdominal. Glândulas no esôfago, estômago, duodeno e jejuno em desenvolvimento. Ânus permeável.
▶ **Sistema musculoesquelético:** com diferenciação dos músculos faciais. Estruturas ósseas em desenvolvimento. Discretos movimentos fetais.
▶ **Sistema nervoso:** apresenta a formação de células cerebrais. O córtex cerebral ainda é primitivo.
▶ **Sistema urinário:** apresenta desenvolvimento de túbulos nefríticos, túbulos coletores e ureteres. Já existe a formação de urina nos rins.
▶ **Características da pele:** apresenta coloração rósea e fina, com desenvolvimento de colágeno e elástico na derma, unhas, glândulas mamárias e mamilos.
▶ **Sistema reprodutor feminino:** tubas uterinas, útero, cérvix e ⅓ superior da vagina em desenvolvimento.
▶ **Sistema reprodutor masculino:** início de formação da próstata, das glândulas bulbouretrais e da uretra peniana.

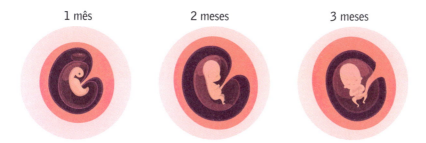

FIGURA 5.3 – Representação do desenvolvimento fetal – 1º trimestre.

GESTAÇÃO NO 1º TRIMESTRE

▶ Os níveis hormonais se elevam na corrente sanguínea, o que possibilita realizar o diagnóstico da gravidez pela presença de beta HCG.
▶ Como a placenta ainda está em formação e o que mantém o metabolismo da gravidez é a progesterona[2] produzida no ovário em doses elevadas,[3] a mulher pode sentir muitos enjoos. Algumas mulheres

---

2 Após os três primeiros meses da gestação, o metabolismo da gravidez é assumido pela placenta, que na 12ª semana está formada.
3 Os níveis de progesterona variam de mulher para mulher. Níveis baixos estão relacionados à ocorrência de aborto no 1º trimestre e aumento da probabilidade de parto prematuro.

chegam a emagrecer em decorrência dos vômitos. O aumento da progesterona também provoca sono, salivação e alterações de humor.

▶ Os seios iniciam a preparação para o processo de amamentação, ocorrendo o crescimento das glândulas mamárias. A mulher percebe os seios inchados e doloridos.

▶ Há espessamento do muco cervical, o que proporciona o desenvolvimento do tampão mucoso.

▶ O útero começa a aumentar de tamanho, projetando-se para a cavidade abdominal. Assim, amplia o comprimento da bexiga, fazendo com que a mulher urine com maior frequência.

▶ Podem ocorrer alterações na coloração da pele e o surgimento do cloasma gravídico (mancha no rosto chamada popularmente de "máscara da gravidez").

▶ Aumenta o volume de sangue circulante em decorrência das alterações hormonais, resultando em discretos sangramentos gengivais, aumento na sensação de calor, na transpiração e número dos batimentos cardíacos.

No 1º trimestre, devem ser realizados os seguintes exames:

▶ dosagem de hemoglobina e hematócrito (Hb/Ht);

▶ grupo sanguíneo e fator Rh;

▶ sorologias para sífilis (VDRL), anti-HIV, hepatite B, toxoplasmose, rubéola;

▶ glicemia de jejum;

▶ urina tipo I e urocultura (se necessária).

Podem ser solicitados também:

▶ exame protoparasitológico (fezes);

▶ citologia oncótica;

▶ bacterioscopia da secreção vaginal;

▶ ultrassonografia (USG obstétrico). Na 12ª semana, costuma ocorrer o ultrassom morfológico, que analisa a evolução da formação do bebê, buscando identificar com maior precisão anomalias cromossômicas e cardiopatias congênitas, por exemplo.

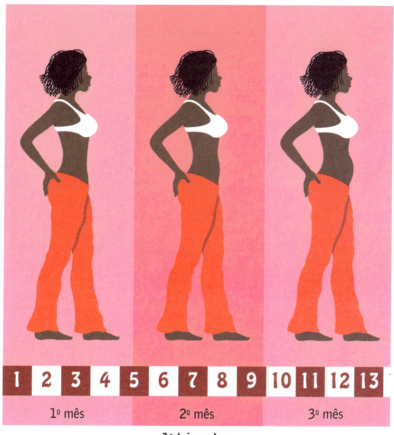

FIGURA 5.4 – Gestação – semanas e meses que compõem o 1º trimestre.

 INTERVENÇÕES DE ENFERMAGEM

▶ Fornecer informações à gestante sobre a importância do pré-natal e, na medida do possível, esclarecer dúvidas sobre a gestação.
▶ Orientar a gestante para que mantenha hábitos alimentares saudáveis, a fim de suprir as necessidades orgânicas dela e do bebê.
▶ Informar a gestante sobre a importância de utilizar filtro solar (fator de proteção 30) nas áreas do corpo expostas, como rosto e mãos, para evitar manchas.

Durante as consultas, a equipe de enfermagem deve realizar os procedimentos abaixo. (Informações mais detalhadas sobre o pré-natal no capítulo 6; ver página 143.)

▶ Realizar a pesagem da gestante em todas as consultas, para fazer o controle de ganho/perda de peso.

▶ Aferir os sinais vitais para acompanhar os parâmetros de respiração, frequência cardíaca, pressão arterial e temperatura.

▶ Auxiliar a equipe médica e o enfermeiro quando assim solicitado.

▶ Realizar a coleta dos exames laboratoriais/sorológicos e encaminhar para o laboratório (seguir as rotinas preconizadas pela instituição).

▶ Administrar as vacinas caso a gestante esteja com esquemas incompletos (seguir prescrição médica; ver páginas 151-155).

2º trimestre (14ª à 27ª semana)

Neste trimestre, o sexo do bebê pode ser confirmado por exame de imagem (ultrassom).

DESENVOLVIMENTO FETAL NO 2º TRIMESTRE

▶ **Características gerais:** a pele se apresenta enrugada e rosada, recoberta por vérnix caseoso (substância esbranquiçada e gordurosa). Os pelos na região da cabeça aumentam de volume. A abertura ocular e as sobrancelhas são presentes. Comprimento aproximado de 37 cm e 1.000 g de peso. No final do 2º trimestre, o feto consegue se adaptar ao meio extrauterino caso ocorra nascimento, porém pode haver riscos.

▶ **Sistema cardiovascular:** em processo de funcionamento.

▶ **Sistema respiratório:** apresenta desenvolvimento da rede capilar próxima aos sacos aéreos e formação dos alvéolos primitivos. As células do revestimento pulmonar sofrem modificações, e os pulmões estão desenvolvidos.

▶ **Sistema gastrointestinal:** apresenta os intestinos com conteúdo meconial.[4]
▶ **Sistema musculoesquelético:** já formado.
▶ **Sistema nervoso:** desenvolvido e amadurecido. Em caso de parto prematuro, o bebê é capaz de chorar e assegurar o ritmo respiratório e o controle da temperatura corpórea. Tem reflexo de sucção presente e desenvolvido, porém não eficaz.
▶ **Sistema urinário:** em desenvolvimento e amadurecimento contínuos.
▶ **Sistema reprodutor feminino:** em desenvolvimento.
▶ **Sistema reprodutor masculino:** ocorre a descida dos testículos.

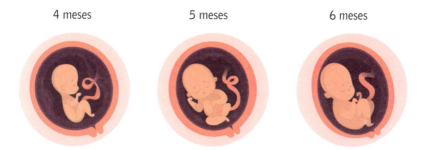

FIGURA 5.5 – Representação do desenvolvimento fetal – 2º trimestre.

GESTAÇÃO NO 2º TRIMESTRE

▶ O útero apresenta aumento progressivo a cada semana, o que possibilita ser palpável.
▶ Em razão das alterações no corpo, a gestante pode ter de modificar a numeração de roupas e calçados.
▶ O cansaço pode aumentar, bem como o desconforto respiratório, urinário e intestinal, em razão do volume do útero na cavidade abdominal.
▶ O sistema cardiovascular materno sofre alterações em seu funcionamento, em decorrência do aumento do volume sanguíneo circulante. Podem ocorrer também alterações nos pequenos vasos, resultando em discretos sangramentos nas gengivas e no nariz.

---

4 O mecônio é um material fecal de cor esverdeada escura produzida pelo feto. Normalmente é expelido nas 12 horas seguintes ao nascimento.

- A gestante passa a sentir os movimentos do bebê. Em geral, essa percepção ocorre entre a 16ª e a 20ª semana aproximadamente, mas mulheres que já passaram por outras gestações costumam notar os movimentos fetais antes.
- O peso materno sofre alterações constantes, o que leva ao aparecimento de sobrecarga principalmente nas pernas e na coluna, resultando em dores nas costas e nos pés, cãibras, pressão na pelve e cansaço geral mesmo aos mínimos esforços.
- Algumas gestantes apresentam anemia, o que pode ser considerado normal em razão do aumento do volume sanguíneo. O acompanhamento médico é fundamental para evitar complicações, como evolução para anemia grave.
- O sistema digestório altera seu funcionamento por causa das modificações de espaço decorrentes do aumento gradativo do útero. Em consequência, ocorre uma diminuição na velocidade de esvaziamento gástrico, resultando em azia.
- Com a proximidade do parto, a gestante pode perceber discretas contrações uterinas, indolores, principalmente durante o dia. Mas qualquer contração mais acentuada precisa ser comunicada ao profissional médico.
- O hormônio progesterona apresenta alterações nos níveis circulantes, para possibilitar o desenvolvimento na produção do leite materno e promover o relaxamento dos músculos uterinos.

No 2º trimestre, devem ser realizados os seguintes exames:
- dosagem de hemoglobina e hematócrito (Hb/Ht);
- sorologias para sífilis (VDRL), anti-HIV, hepatite B, toxoplasmose, rubéola;
- glicemia de jejum;
- urina tipo I e urocultura (se necessária);
- ultrassonografia (USG obstétrico). Entre a 18ª e a 24ª semana, costuma ocorrer o ultrassom morfológico, buscando identificar anomalias com maior precisão.

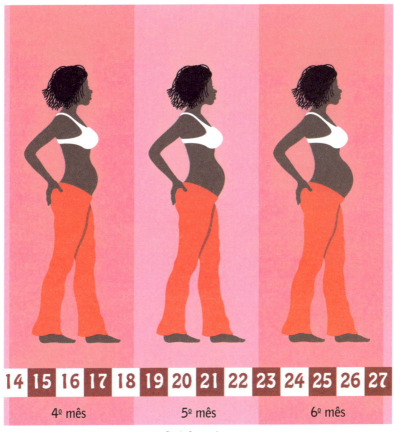

FIGURA 5.6 – Gestação – semanas e meses que compõem o 2º trimestre.

 INTERVENÇÕES DE ENFERMAGEM

▶ Fornecer informações à gestante sobre a importância do pré-natal e, na medida do possível, esclarecer dúvidas sobre a gestação.
▶ Orientar a gestante para que mantenha hábitos alimentares saudáveis.
▶ Informá-la sobre a possibilidade de ingerir dieta fracionada, pois a ingestão de menor quantidade de alimento por vários horários ao dia possibilita melhor processo de digestão, pelo fato de o estômago estar sendo comprimido pelo aumento do volume uterino.

- ▶ Informá-la sobre a importância de utilizar filtro solar (fator de proteção 30) nas áreas do corpo expostas, como rosto e mãos, para evitar manchas.
- ▶ Informá-la a respeito da importância de realizar momentos de repouso durante o dia.
- ▶ Orientá-la sobre a importância de usar roupas confortáveis.
- ▶ Orientá-la a conversar com o médico sobre o uso de meias elásticas para melhorar a circulação sanguínea nas pernas, a fim de prevenir varizes e edemas.
- ▶ Orientá-la a utilizar travesseiros para acomodar o corpo enquanto estiver dormindo, para promover conforto.
- ▶ Orientá-la a realizar a higiene oral (escovar os dentes e passar fio dental) de maneira delicada, para evitar sangramento.
- ▶ Prestar os cuidados de enfermagem durante as consultas, como já descritos anteriormente.

3º trimestre (28ª à 40ª semana)

Neste período, principalmente por volta da 28ª semana, o feto pode determinar a posição em que permanecerá até o momento do parto. Mas, como ainda há espaço para ele se movimentar, mesmo que esteja "sentado" pode vir a mudar de posição.

DESENVOLVIMENTO FETAL NO 3º TRIMESTRE

- ▶ **Características gerais:** o corpo se apresenta mais desenvolvido. O tórax e as glândulas mamárias são mais salientes. A pele é lisa e apresenta coloração róseo azulada. As unhas estão em crescimento. Os cabelos existem em grande quantidade (caso esta seja uma característica do bebê). Comprimento de aproximadamente 48 cm a 49 cm e peso de 2.950 g a 3.200 g.
- ▶ **Sistema cardiovascular:** totalmente desenvolvido. A formação do sangue ocorre praticamente total na medula óssea.

- **Sistema respiratório:** o desenvolvimento pulmonar e a produção de surfactante[5] são suficientes para estabelecer condições pulmonares para o momento do nascimento.
- **Sistema gastrointestinal:** ainda apresenta imaturidade no desenvolvimento das enzimas hepáticas (do fígado).
- **Sistema musculoesquelético:** ocorre o espessamento das cartilagens da orelha. A maturação óssea e os depósitos de cálcio permanecem em desenvolvimento mesmo após o nascimento.
- **Sistema nervoso:** desenvolvido.
- **Sistema urinário:** as funções renais já se apresentam adequadas para as condições de vida.
- **Sistema reprodutor feminino:** desenvolvimento completo dos grandes lábios, embora se apresentem edemaciados (com edema).
- **Sistema reprodutor masculino:** o escroto apresenta tecido rugoso, e os testículos estão presentes na bolsa escrotal.

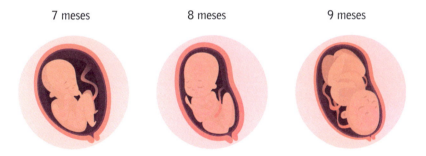

FIGURA 5.7 – Representação do desenvolvimento fetal – 3º trimestre.

GESTAÇÃO NO 3º TRIMESTRE

- Em razão do aumento de peso, a gestante pode se apresentar mais indisposta e lenta para a realização de suas atividades diárias.
- O desconforto nas pernas e nas costas é extremamente comum.
- O aumento do volume uterino faz com que os órgãos da mulher se apresentem deslocados da posição normal, provocando retenção de

---

5 Surfactante pulmonar consiste em um líquido produzido pelo organismo cuja função é facilitar a troca dos gases respiratórios nos pulmões e evitar que ocorra o colabamento dos alvéolos pulmonares.

líquidos e, consequentemente, aparecimento de edemas (inchaços) e dificuldade de retorno venoso.

▶ A necessidade de urinar aumenta independentemente da ingesta de líquidos.

▶ Pode ocorrer a liberação de colostro[6] nos seios, em razão da aproximação do parto.

▶ Podem ocorrer discretas contrações uterinas.

▶ A partir da 32ª semana, as consultas de pré-natal deixam de ser mensais, tornando-se cada vez mais frequentes conforme o parto se aproxima.

▶ Na 38ª semana, o organismo materno já pode apresentar sinais de falso trabalho de parto, ou seja, aumento de contrações que, embora fortes, não se tornam regulares.

No 3º trimestre, devem ser realizados os seguintes exames:

▶ 28 semanas:
- sorologia para sífilis (VDRL) e anti-HIV;
- glicemia de jejum;
- urina tipo I e urocultura (se necessária).

▶ entre 35 e 37 semanas:
- USG para confirmação da posição fetal;
- triagem de estreptococo beta-hemolítico (para rastreamento de infecção pela bactéria estreptococo do grupo B). Grávidas infectadas correm maior risco de trabalho de parto prematuro, infecção do líquido amniótico e, após o parto, infecção do útero. Para o bebê, que é infectado no parto, existe risco de pneumonia, meningite e infecções sanguíneas.

Outros exames descritos nas seções sobre os trimestres anteriores podem ser realizados em caso de necessidade detectada pelo médico.

O parto pode ocorrer a qualquer momento, por isso é importante que a gestante permaneça tranquila e atenta, para identificar qualquer alteração que indique início do trabalho de parto. Ao constatar qualquer anormalidade, a gestante deve procurar um serviço de saúde.

---

6 É o primeiro leite que a mulher produz para a amamentação do bebê (ver página 267).

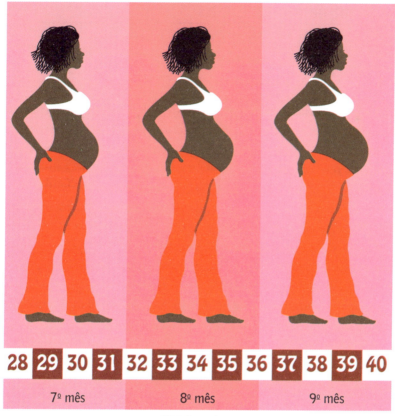

FIGURA 5.8 – Gestação – semanas e meses que compõem o 3º trimestre.

 INTERVENÇÕES DE ENFERMAGEM

▶ Informar a gestante sobre a importância de se manter tranquila e relaxada e de dormir bem.
▶ Orientar a gestante para que fique atenta a sinais como perda de líquidos pela vagina e contrações frequentes, regulares e de forte intensidade, pois podem ser sinais de trabalho de parto. Informá-la para procurar o serviço de saúde caso perceba esses sinais ou qualquer outro fora do usual.
▶ Prestar os cuidados de enfermagem durante as consultas, como já descritos anteriormente.

Gravidez na adolescência

Adolescência × puberdade

A adolescência corresponde à etapa de transição da infância para a fase adulta. É um período da vida repleto de modificações e transformações físicas, fisiológicas e comportamentais. O adolescente forma opiniões, revê conceitos, adapta-se a novos grupos socioambientais. O início e o término dessa fase variam nas diversas literaturas. Em geral, colocam-se os 10 anos de idade como o começo da adolescência e os 19-20 anos como o final dela.

A puberdade, como apresentado no capítulo 2 (ver página 43), corresponde ao conjunto das transformações ligadas à maturação sexual.

- Nas meninas, a puberdade ocorre, em geral, entre os 11 e os 14 anos. Há o surgimento de pelos pubianos e nas axilas, o aumento de secreções, o desenvolvimento das mamas e da vagina, a primeira menstruação.
- Nos meninos, a puberdade geralmente ocorre entre os 12 e os 15 anos. Há o surgimento de pelos faciais, pubianos e nas axilas, o desenvolvimento corporal e nas estruturas do pênis e testículos, a mudança no timbre da voz, a ocorrência da ejaculação.

Causas e repercussões

A ocorrência da puberdade significa que o indivíduo (de ambos os sexos) já se encontra em condições de reprodução.

Diversos estudos apontam que, entre os fatores que podem contribuir para a gravidez na adolescência, estão:

- condições socioeconômicas desfavoráveis;
- desconhecimento sobre as transformações da puberdade;
- baixa adesão escolar ou mesmo abandono escolar;
- desconhecimento sobre os métodos contraceptivos;
- problemas relacionados ao vínculo familiar;
- influência de relacionamentos sociais e dos meios de comunicação.

Os estudos mostram também que os adolescentes – mesmo os que possuem uma relação boa com seus familiares –, ao revelarem uma gestação, muitas vezes se tornam vítimas de atos violentos por parte dos próprios pais e de membros da sociedade. A gravidez precoce ou não planejada pode gerar problemas não apenas a curto prazo como também a longo prazo, como punição, críticas e rejeição.

Nos parâmetros de assistência médica e de enfermagem, a **gestação na adolescência** entra como **gestação de alto risco**. As repercussões da gravidez nessa fase da vida podem se apresentar como riscos não médicos e riscos médicos.

RISCOS NÃO MÉDICOS

Esses riscos estão relacionados principalmente a fatores sociais, como os descritos a seguir.

▶ Desestruturação familiar em razão do surgimento inesperado da gravidez, ou seja, os pais enfrentam dificuldades em lidar com a nova situação.

▶ Impacto educacional, pois muitas escolas não apresentam estrutura física para acomodar de modo seguro a adolescente grávida ou a adolescente com o filho.

▶ Problemas ligados à falta de conhecimento da adolescente para lidar com a gravidez ou para prestar cuidados ao filho.

▶ Dificuldade em desempenhar papéis na sociedade e na empregabilidade, em razão da escolaridade incompleta.

RISCOS MÉDICOS

As repercussões médicas estão associadas às condições fisiológicas da gestante adolescente, como mostra o quadro 5.2.

QUADRO 5.2 – Riscos médicos da gravidez na adolescência.

Fator	Consequências
Idade materna.	A imaturidade do organismo para responder às exigências do processo gestacional pode contribuir para ocorrência de hipertensão gestacional (ver página 173) e aumento de risco de prematuridade (e, consequentemente, baixo peso neonatal; ver página 253).
Idade ginecológica da adolescente.	O estágio ainda em desenvolvimento dos órgãos reprodutores internos pode ocasionar situações de riscos materno e fetal, como ruptura prematura das membranas amnióticas e risco aumentado para infecções.
Adesão ao pré-natal.	A pouca adesão ao pré-natal ou mesmo a ausência deste, comuns na gravidez em adolescentes, dificultam a avaliação dos possíveis riscos e complicações durante a gestação.
Alterações no peso materno.	O fato de a adolescente ainda estar em fase de crescimento pode gerar deficiência no suporte nutricional para o feto. Somem-se a esse contexto hábitos alimentares não adequados, comuns entre adolescentes. Como resultado, é possível haver anemia, bem como perda de peso ou ganho de peso acima do normal.
Aspectos relacionados à paridade.[7]	Despreparo da adolescente e imaturidade orgânica podem contribuir para intercorrências no momento do parto.

Fonte: adaptado de Neme (2005).

---

7   Na área obstétrica, paridade se refere ao número de partos.

Por se tratar de uma gravidez considerada de alto risco, a adolescente deve ser encaminhada ao serviço de atendimento para esse perfil de gestante, a fim de que possa receber o suporte adequado da equipe multiprofissional. A assistência de pré-natal, parto e puerpério nessa situação precisa ser planejada de modo que atenda às necessidades físicas, emocionais e cognitivas da grávida, que muitas vezes pode apresentar **dificuldade para compreender o processo da maternidade**.

Assim, é necessário que os profissionais de saúde utilizem **linguagem clara** para a idade em que a gestante se encontra. Além disso, a equipe multiprofissional deve recepcionar e **atender a gestante de forma acolhedora e humanizada**, a fim de que ela se sinta confiante e tranquila para expor seus medos, dúvidas e incertezas.

Nesse contexto, os profissionais de enfermagem precisam atentar para questões e sinais de situações de maus-tratos e violência familiar, entre outros aspectos que possam comprometer a evolução da gestação.

INTERVENÇÕES DE ENFERMAGEM

Em todos os casos de assistência à adolescente grávida, o profissional de enfermagem deve, na medida do possível, oferecer orientações sobre a nova condição física (a gestação) sem julgamentos, preconceitos e discriminações.

▶ Informar a adolescente grávida sobre os recursos comunitários de saúde adequados, como hospitais gerais e especializados, clínicas ambulatoriais e unidades básicas de saúde que prestam assistência às gestantes de risco.
▶ Usar uma abordagem clara, simples e objetiva, para melhor compreensão da gestante.
▶ Ouvir atentamente todas as queixas da gestante.
▶ Transmitir confiança na capacidade da gestante para lidar com as situações que envolvem questões de adaptação à nova condição de vida.

- Encorajar a adolescente a avaliar o próprio comportamento em relação aos cuidados com a gestação.
- Monitorar a frequência das verbalizações negativas da gestante em relação a si, que podem indicar falta de conhecimento e dificuldade de enfrentamento das situações de risco.

Como se trata de uma gestação de alto risco, as intervenções específicas, principalmente em caso de hospitalização, devem ser pautadas de acordo com os diagnósticos obtidos na assistência de enfermagem (ver páginas 146-148).

Pré-natal 6

O pré-natal é definido por muitas literaturas como o período de assistência médica e de enfermagem cuja finalidade é monitorar e garantir o melhor estado de saúde para a gestante e o feto.

A atuação da equipe de enfermagem durante o pré-natal consiste em acompanhar toda a evolução da gravidez, bem como a prestação de cuidados e procedimentos básicos. Assim, a enfermagem atua auxiliando a equipe médica durante a realização dos procedimentos e no apoio às gestantes e a seus familiares em ambiente hospitalar, unidades básicas de saúde ou clínicas especializadas.

1ª consulta do pré-natal

Neste momento é indispensável a realização da anamnese completa, com todas as informações referentes à nova condição materna. Essas informações servem de base para a classificação da gestação como de baixo ou de alto risco.

A anamnese, que consiste em uma entrevista feita pelo médico ou pelo enfermeiro, busca apurar as informações descritas a seguir.

▶ **História clínica:** dados pessoais (idade, cor, religião, naturalidade, procedência), dados socioeconômicos, estado civil, profissão, grau de instrução, condições de moradia e saneamento.

▶ **Antecedentes familiares:** dados referentes a patologias familiares (hipertensão, diabetes, doenças congênitas, casos de gemelaridade, câncer, doenças infectocontagiosas, riscos de doenças sexualmente transmissíveis).

▶ **Antecedentes pessoais:** dados sobre doenças preexistentes crônicas e agudas (hipertensão, diabetes, câncer, doenças infectocontagiosas, DSTs, doenças neurológicas, doenças psiquiátricas, entre outras), fumo, consumo de álcool, consumo de drogas, realização de cirurgias anteriores (atentando para data e localização), informações sobre sexualidade (início da atividade sexual, número de parceiros, ocorrência de dispareunia, que é a dor durante ato sexual).

▶ **Antecedentes ginecológicos:** informações referentes a ciclos menstruais, utilização de métodos contraceptivos (tipo, tempo de uso, motivo de abandono), tratamentos realizados para esterilização/infertilidade, DST (tipo, tratamento, complicações),[1] realização de cirurgias ginecológicas em aparelho reprodutor feminino e mamas (tipo, tratamento, possíveis complicações) e realização de exames preventivos, como citologia oncótica e mamografia, entre outros.

▶ **Antecedentes obstétricos:** deve-se investigar sobre a idade em que ocorreu a primeira gestação, número de gestações e intervalos, ocorrência de alterações nas gestações anteriores (como abortamento e prenhez ectópica,[2] entre outras), local em que ocorreram os partos (hospital, domiciliar), tipos de partos anteriores (via vaginal, cesárea, fórceps) e indicações, número de abortos (atentar para as causas, se foram espontâneos ou provocados, complicações e tratamento), número de filhos vivos e idade destes, informações quanto aos recém-nascidos: pré e pós-termo, baixo peso, mortes neonatais, natimortos, intercorrências e complicações em gestações/aleitamento/puerpérios anteriores e ocorrência de isoimunização Rh.

▶ **Gestação atual:** identificação da data da última menstruação ou DUM, do peso e da altura materna (acompanhamento do índice de massa corpórea ou IMC), informações sobre sintomas, hábitos (alimentares, fumo, bebidas alcoólicas, drogas), uso de medicamentos e ocupação atual (atenção para o tipo de atividade de trabalho, em razão dos riscos). Deve-se atentar quanto à aceitação ou à negação da gestação.

Após a realização da coleta das informações, a gestante deve passar pelos procedimentos descritos abaixo.

---

1 Nesse tópico, a entrevista deve buscar também informações sobre os parceiros da mulher.
2 Gestação fora do útero (ver páginas 186-188).

- ▶ **Exame físico geral:** peso, altura, sinais vitais, avaliação de pele, mucosas, abdome, membros inferiores (atentando para sinais de edema e alteração da rede vascular – presença de varizes).
- ▶ **Exame físico obstétrico:** mensuração da altura uterina, palpação obstétrica, ausculta dos batimentos cardiofetais, verificação da presença de edemas, exames das mamas e ginecológico. Durante o exame ginecológico deve-se atentar para queixas de prurido (coceira), odor e presença de secreções anormais, pois podem ser indicativos de infecções ou de patologias.
- ▶ **Exames laboratoriais:** grupo sanguíneo e fator Rh; hemograma completo atentando para hemoglobina e hematócrito (Hb/Ht), a fim de prevenir/investigar anemia gestacional; sorologias para sífilis (VDRL), anti-HIV, hepatite B, toxoplasmose, citomegalovírus, rubéola; sumário de urina (urina I, urocultura se necessária, coleta para glicosúria se necessária); sumário de fezes (protoparasitológicos).

Quando a tipagem sanguínea materna resulta em fator Rh+, deve ser realizada a rotina normal de cuidados. Caso o resultado seja Rh-, deverá ser solicitado exame Coombs indireto (indicado para detectar possíveis incompatibilidades contra o fator Rh pelos anticorpos anti-D presentes na corrente sanguínea materna).

A patologia eritroblastose fetal ocorre quando a mãe é fator Rh- e o pai, Rh+, resultando em feto Rh+. Como consequência, o organismo da mãe cria anticorpos anti-D contra o fator Rh diferenciado (no caso, o do bebê), que destroem as células vermelhas do feto após o nascimento, acarretando complicações neonatais como anemia e icterícia graves (doença hemolítica do RN), bem como abortos, se não forem tomadas condutas adequadas (tanto para a mãe como para o bebê).

- ▶ **Conduta materna:** entre a 28ª semana e a 30ª semana de gestação, ou até 72 horas após o parto, a mãe deve receber injeção de anticorpos anti-Rh.
- ▶ **Conduta com o RN:** exsanguineotransfusão, procedimento em que um cateter é inserido na veia umbilical para retirar o sangue incompatível e infundir o sangue compatível. Essa conduta é feita quando o recém-nascido não apresenta resposta adequada

às condutas terapêuticas para o tratamento da incompatibilidade sanguínea.

O exame de citologia oncótica (papanicolaou) deve ser feito caso a mulher não o tenha realizado anteriormente à gestação. Nesses casos, o médico efetua a coleta somente no 1º trimestre da gravidez. Após esse período, o exame não é indicado.

Consultas de pré-natal subsequentes

As consultas subsequentes durante o pré-natal (apresentadas no quadro 6.1) são realizadas para acompanhamento e reavaliação dos achados clínicos e obstétricos, bem como análise dos resultados de exames de rotina e cálculo da idade gestacional.

QUADRO 6.1 – Calendário de consultas durante o pré-natal.

Número de semanas	Periodicidade de consultas
Até aproximadamente a 32ª semana.	1 vez ao mês.
Entre a 32ª e a 36ª semana aproximadamente.	De 15 em 15 dias.
Entre a 36ª e a 40ª semana aproximadamente.	De 7 em 7 dias.
Entre a 40ª e a 41-42ª semana.	2 vezes por semana.

Fonte: adaptado de Carvalho (2007).

 INTERVENÇÕES DE ENFERMAGEM

O papel da enfermagem consiste em acompanhar a gestante em seus atendimentos. A atuação dos profissionais da enfermagem se faz mais presente em estabelecimentos hospitalares e em unidades básicas de saúde. Nos consultórios particulares, a assistência é realizada pelo médico obstetra que assiste a gestante.

Atribuições do enfermeiro obstetra

▶ Realizar a anamnese para coleta de dados e acompanhamento dos resultados de exames.

▶ Realizar a consulta de enfermagem,[3] oferecendo assistência integral clínica, ginecológica e educativa.

▶ Acolher a gestante e o familiar de modo cordial e oferecer assistência humanizada.

▶ Acompanhar e supervisionar as atividades desenvolvidas pelos técnicos e auxiliares de enfermagem durante a assistência prestada.

Atribuições do técnico e do auxiliar de enfermagem

▶ Encorajar a gestante a relatar seus medos, inseguranças e dúvidas sobre a gestação, o parto e o puerpério.

▶ Atentar para as queixas relatadas pela gestante (físicas, clínicas, obstétricas e emocionais).

▶ Orientar a gestante para que fique atenta a eventual diminuição ou cessação dos movimentos fetais.

▶ Orientar a gestante a procurar o serviço médico caso perceba contrações uterinas intensas e dolorosas, deformidades abdominais, sinais de perdas vaginais (sangramentos, secreções ou líquidos), diminuição ou ausência dos movimentos fetais já citadas acima ou quaisquer sintomas e sinais que pareçam anormais.

▶ Orientar a gestante quanto à importância do acompanhamento durante o pré-natal e da adesão às condutas indicadas.

▶ Acompanhar e assistir a equipe médica durante a assistência prestada à gestante.

▶ Auxiliar a equipe médica durante os procedimentos.

▶ Manter o local da consulta em ordem, certificando funcionamento dos equipamentos, bem como quantidade e validade de materiais e instrumentais estéreis.

---

3   A consulta de enfermagem tem a finalidade de identificar os problemas que afetam a saúde do paciente/cliente, para que sejam adotadas as condutas para garantir a assistência de enfermagem adequada.

- Aferir os sinais vitais e realizar as medidas antropométricas nas consultas.
- Realizar as anotações de enfermagem, bem como as condutas adotadas, em prontuário.
- Administrar medicamentos e vacinas de acordo com a prescrição médica e registrar em prontuário.

A caderneta da gestante

A caderneta da gestante, projeto do Ministério da Saúde em conjunto com as secretarias estaduais, municipais e do Distrito Federal, é um instrumento utilizado para fazer o registro dos resultados de exames, de controle de peso, de sinais vitais e de altura uterina, entre outras informações relacionadas à gestação. A caderneta é distribuída gratuitamente nas unidades básicas de saúde, no início do pré-natal.

Além dos espaços destinados a dados médicos, a caderneta traz informações para a mulher (por exemplo, sinais de alerta, desenvolvimento do bebê, certidão de nascimento, amamentação) e espaços para a grávida registrar, ela mesma, suas impressões e sensações, como se fosse um diário.

Fora essas anotações da própria gestante sobre seus sentimentos e sensações, o **preenchimento da caderneta é feito exclusivamente pelo médico**. A caderneta fica com a gestante, e a cada consulta ela a entrega ao profissional de saúde que a atende. Isso evita que a mulher tenha de levar todos os exames a cada consulta de pré-natal que realize e até mesmo no dia do parto. Principalmente nas UBS, é comum que a gestante seja atendida por médicos diferentes ao longo da gestação. A caderneta funciona, assim, como uma "identidade", um "'RG" do processo gravídico.

No caso da enfermagem, os profissionais utilizam a caderneta no momento da admissão da paciente/cliente em ambiente hospitalar, como auxílio à anamnese (entrevista), pois nem sempre a gestante se lembra de todas as informações ou as têm naquele momento.

Assim, de posse da caderneta, a enfermagem faz a anotação de todas as informações (resultados de exames, vitaminas prescritas, controle de peso, etc.) no momento da internação, na ficha de admissão. Mas, repetindo, não realiza anotações na caderneta em si.

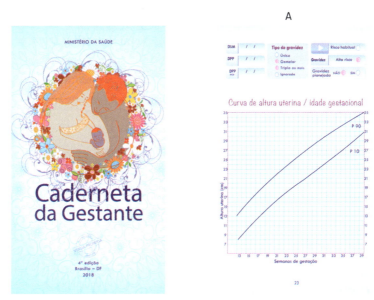

FIGURA 6.1 – Capa da caderneta da gestante.

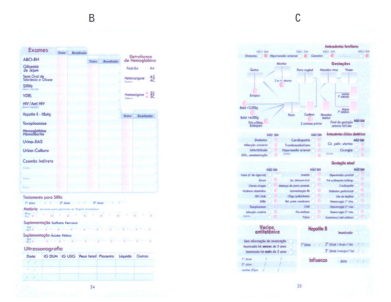

FIGURAS 6.2A, 6.2B E 6.2C – Exemplos de páginas da caderneta da gestante.

Procedimentos técnicos realizados durante o pré-natal

Métodos para identificação da idade gestacional (IG) e da data provável do parto (DPP)

Os métodos apresentados a seguir devem ser realizados somente pelo médico e/ou enfermeiro com especialidade em obstetrícia e possuem a finalidade de estimar o tempo em que se encontra a gestação, ou seja, a respectiva idade fetal. A base é a data da última menstruação ou DUM informada pela mulher.

CÁLCULO DA IDADE GESTACIONAL COM A UTILIZAÇÃO DO CALENDÁRIO

▶ Somar os dias entre o 1° dia da última menstruação até o dia atual.
▶ Dividir o resultado obtido por 7.
▶ O resultado dessa divisão é o total das semanas (quociente), e o resto corresponde ao número de dias além da semana.

QUADRO 6.2 – Exemplo de cálculo da IG com uso do calendário.

DUM: 22/8/2018 (1° dia da menstruação informado pela gestante).
Obs.: neste exemplo, a consulta estaria sendo feita no dia 21/3/2019.

Mês	Dias do mês
Agosto.	9.
Setembro.	30.
Outubro.	31.
Novembro.	30.
Dezembro.	31.
Janeiro.	31.
Fevereiro.	28.
Março.	21.

Total de dias: 211.
Divisão: 211 ÷ 7 = 30,1.
Logo: IG de 30 semanas e 1 dia ou $30^{1/7}$ semanas.

CÁLCULO DA DATA PROVÁVEL DO PARTO PELO MÉTODO NÄEGELE

- ▶ Usar a DUM para a base do cálculo.
- ▶ Somar 7 ao 1º dia da menstruação.
- ▶ Subtrair 3 do mês.
- ▶ Nos meses de janeiro, fevereiro e março, somar 9.

QUADROS 6.3A E 6.3B – Exemplos de cálculo da DPP pelo método Näegele.

Exemplo 1
DUM: 14 / 09 / 2018
+7   -3
DPP: 21/06/2019

Exemplo 2
DUM: 20 / 02 / 2019
+7   +9
DPP: 27/11/2019

Vacinações

A vacinação da gestante é feita para prevenir doenças que podem comprometer tanto a saúde materna como a fetal. Para a realização desse procedimento, faz-se necessária a atuação do profissional de enfermagem, pois são de sua competência o preparo e a administração de vacinas.

O Ministério da Saúde, por meio do Programa Nacional de Imunizações (PNI), oferta quatro vacinas para gestantes: dTpa (difteria, tétano e coqueluche), dT (difteria e tétano), hepatite B e influenza (gripe – esta última é ofertada durante campanhas anuais).

QUADRO 6.4 – Recomendações da Sociedade Brasileira de Imunizações (SBIm) 2018-2019 para a vacinação da gestante.

Vacina	Esquema e recomendações		Observações
Tríplice bacteriana acelular do tipo adulto (difteria, tétano e coqueluche) – dTpa. Dupla adulto (difteria e tétano) – dT. Hepatite B.	HISTÓRICO VACINAL DA GESTANTE.	CONDUTA NA GESTAÇÃO.	A dT e a dTpa são distribuídas gratuitamente nas UBS. A dTpa está recomendada em todas as gestações, pois, além de proteger a gestante e evitar que ela transmita a Bordetella pertussis (bactéria da coqueluche) ao recém-nascido, permite a transferência de anticorpos ao feto, protegendo-o nos primeiros meses de vida até que o bebê possa ser imunizado. Mulheres não vacinadas na gestação devem ser vacinadas no puerpério, o mais precocemente possível. Na falta de dTpa, a vacina pode ser substituída por dTpa-VIP (disponível nas clínicas particulares).
	Previamente vacinada, com pelo menos 3 doses de vacina contendo o componente tetânico.	1 dose de dTpa a partir da 20ª semana de gestação, o mais precocemente possível.	
	Gestante com vacinação incompleta, tendo recebido 1 dose de vacina contendo o componente tetânico.	1 dose de dT e 1 dose de dTpa. A dTpa deve ser aplicada a partir da 20ª semana de gestação, o mais precocemente possível. Respeitar intervalo mínimo de 1 mês entre elas.	

(cont.)

Vacina	Esquema e recomendações		Observações
	Gestante com vacinação incompleta, tendo recebido 2 doses de vacina contendo o componente tetânico.	1 dose de dTpa a partir da 20ª semana de gestação, o mais precocemente possível.	
	Gestante não vacinada e/ou com histórico vacinal desconhecido.	2 doses de dT e 1 dose de dTpa. A dTpa deve ser aplicada a partir da 20ª semana de gestação. Respeitar intervalo mínimo de 1 mês entre elas.	
	Três doses, no esquema 0-1-6 meses.		A vacina contra a hepatite B, distribuída gratuitamente nas UBS, é recomendada para todas as gestantes suscetíveis.

(cont.)

Vacina	Esquema e recomendações	Observações
Influenza (gripe).	Dose única anual.	As gestantes são consideradas grupo de risco para as complicações da infecção pelo vírus influenza. A vacina está recomendada nos meses da sazonalidade do vírus, mesmo no 1º trimestre de gestação. As UBS distribuem gratuitamente a vacina influenza trivalente (3V). Nas clínicas particulares, é possível encontrar a quadrivalente (4V), que confere maior cobertura contra as cepas circulantes.

Fonte: "Calendário de vacinação..." (2018).

Como dito anteriormente, o preparo e a administração de vacinas são atribuição da enfermagem. Porém, no âmbito do pré-natal, a atuação da equipe de enfermagem vai além da aplicação das vacinas. Como profissionais que mantêm contato direto com a gestante, enfermeiros, auxiliares e técnicos devem reforçar para a mulher a importância de manter a vacinação em dia. Para isso, vale a pena conhecer alguns dados apresentados pelo Ministério da Saúde (2018) sobre a temática de gestantes e vacinação.

▶ **Sobre a coqueluche:**

- dos 2.955 casos de coqueluche registrados no Brasil em 2015, 1.850 (62,6%) ocorreram em menores de 1 ano. Das 35 mortes, 30 foram em menores de 3 meses.

▶ **Sobre o tétano:**

- segundo a Organização Mundial da Saúde (OMS), o tétano neonatal matava 6,7 a cada 1.000 nascidos vivos no fim da década de 1980. Em decorrência das políticas de vacinação, somente 15 países ainda não conseguiram eliminar a doença. A região das Américas obteve essa conquista em setembro de 2017.

▶ **Sobre a hepatite B:**

- cerca de 11,1% dos casos de hepatite B registrados no Brasil entre 1999 e 2015 ocorreram entre gestantes. A transmissão vertical (da mãe para o filho) respondeu por 6,2% do total;
- cerca de 90% dos recém-nascidos que contraem hepatite B durante o parto desenvolvem a forma crônica da doença.

▶ **Sobre a influenza (gripe):**

- gestantes, puérperas (45 dias após o parto) e crianças com até 5 anos responderam por 11,4% das mortes por gripe entre pessoas com fatores de risco no Brasil em 2017.

Pré-natal na gestação de alto risco

A importância do acompanhamento contínuo propiciado pelo pré-natal está no fato de que **mesmo uma gestação considerada de baixo risco pode, a qualquer momento, sofrer uma intercorrência e se tornar de alto risco**, exigindo cuidados específicos da equipe de saúde.

A gestação de alto risco muitas vezes leva a grávida a ser hospitalizada. Nesse cenário, a atuação de enfermeiros, técnicos e auxiliares é mais requerida, e suas ações têm como base o preconizado na Sistematização da Assistência de Enfermagem (SAE).

A SAE consiste em um processo que possibilita ao enfermeiro construir e planejar os cuidados à pessoa internada. Com a utilização desse instrumento, o enfermeiro tem condições de avaliar quais serão os recursos humanos e materiais necessários para atender à necessidade da grávida. Técnicos e auxiliares de enfermagem realizam e acompanham as ações prescritas na SAE pelo enfermeiro.

A SAE obedece a cinco fases que são analisadas pelo enfermeiro para a elaboração e a execução do plano de cuidados: coleta de dados, diagnóstico, planejamento, implementação e avaliação.

- ▶ I - **Coleta de dados de enfermagem (ou histórico de enfermagem).** É uma anamnese. Consiste na realização de uma entrevista para a obtenção de informações sobre a gestante, seu modo de vida, suas necessidades, suas doenças.
- ▶ II - **Diagnóstico de enfermagem.** Esta fase consiste em interpretar e agrupar os dados coletados na primeira etapa para a identificação das necessidades. Aqui, a enfermagem tem o "retrato" da situação e, com base nisso, pode elaborar o plano de cuidados.
- ▶ III - **Planejamento de enfermagem.** Neste momento são determinados os resultados que serão buscados. Para isso, são estabelecidas as ações ou intervenções de enfermagem.
- ▶ IV - **Implementação.** Esta fase consiste na realização das ações ou intervenções determinadas na etapa de planejamento.
- ▶ V - **Avaliação de enfermagem.** Nesta fase do processo, compete ao enfermeiro atuar de forma sistemática e contínua, avaliando as mudanças nas respostas da paciente/cliente, para determinar se as ações ou intervenções de enfermagem alcançaram ou não os resultados esperados.

A gestação de alto risco é cercada de incertezas, medos, dúvidas, e isso atinge tanto a gestante como a família. Desse modo, cabe ao enfermeiro realizar o processo de enfermagem no momento da hospitalização e fazer o plano de cuidados que atenderá às necessidades da mulher.

Neste capítulo são selecionados os principais **diagnósticos de enfermagem** encontrados em estudos sobre a assistência de enfermagem em gestantes de alto risco. Esses diagnósticos podem nortear o enfermeiro na elaboração do plano de cuidados, e técnicos e os auxiliares de enfermagem, na execução desse plano segundo a NANDA, o NOC e o NIC.[4]

Esses diagnósticos fazem parte do processo de enfermagem da SAE e geralmente são detectados quando ocorre a internação da gestante, seja para acompanhamento de risco durante a gravidez, seja em ocorrência de trabalho de parto que envolva risco para a mãe e o bebê.

As intervenções de enfermagem aqui apresentadas são as gerais aplicáveis aos diagnósticos informados. Elas devem ser executadas junto com o tratamento e o plano de cuidados específicos para cada caso.

Diagnóstico: risco para infecção

A internação para acompanhamento da gravidez de risco faz com que a gestante apresente risco aumentado de contato com organismos patogênicos em decorrência da realização de procedimentos invasivos. Isso se deve a defesas primárias inadequadas em consequência de pele rompida, tecido traumatizado e suspensão da resposta inflamatória.

---

4 A enfermagem possui um sistema de classificação que utiliza uma linguagem padronizada, o que permite ao enfermeiro elaborar o plano de cuidados seguindo padrões internacionais. NANDA descreve os diagnósticos de enfermagem com base nas respostas do paciente/cliente. NOC consiste nos resultados de enfermagem que o enfermeiro busca alcançar. NIC representa as intervenções de enfermagem desenvolvidas e visam fazer com que o paciente/cliente as execute, na medida do possível, de modo independente ou com auxílio da equipe de enfermagem.

INTERVENÇÕES DE ENFERMAGEM

- Intensificar proteção contra infecção, supervisão e cuidados com a pele, atentando para possível aparecimento de fissuras em mamilos, orientando sobre a importância da hidratação da pele com lesões.
- Atentar quanto aos cuidados no parto vaginal com presença de episiotomia e cesárea, incluindo os cuidados com a incisão cirúrgica no intra e no pós-parto.
- Orientar gestante e familiares sobre sinais e sintomas sugestivos de processo infeccioso, como febre, hiperemia em sítio cirúrgico e presença de secreção em ferida operatória, entre outros.

Diagnósticos: manutenção da saúde alterada e déficit de conhecimento – relativo à integração da nova condição de saúde (gestação) com a intercorrência preexistente

Muitas gestantes podem apresentar incapacidade de identificar patologias na gestação, de controlá-las e de buscar ajuda para a manutenção da saúde. Isso se deve à falta de conhecimento sobre práticas básicas de saúde.

 INTERVENÇÕES DE ENFERMAGEM

- Identificar a capacidade da gestante e dos familiares para implementar os cuidados no tratamento e para o acompanhamento.
- Descrever o regime de tratamento médico, inclusive dieta, medicamentos e exercícios adequados.
- Orientar a gestante sobre os recursos comunitários de saúde adequados, como hospitais gerais e especializados, clínicas ambulatoriais e unidades básicas de saúde que prestam assistência às gestantes de risco.
- Informar à gestante a forma de acessar os serviços de emergência por telefone e transporte, quando adequado.

Diagnóstico: medo/ansiedade – relativo à ameaça ao bem-estar materno e fetal

Este diagnóstico é dado em razão de agravamento da gestação e/ou de resposta frente a ameaça/perigo resultante da gestação de alto risco. A gestante pode se apresentar assustada, com tensão aumentada e capacidade de resolução dos problemas diminuída.

INTERVENÇÕES DE ENFERMAGEM

- Reduzir a ansiedade da gestante, promovendo esclarecimento sobre a situação e os procedimentos aplicados.
- Prover suporte emocional (encorajar a verbalização dos medos da gestante, para diminuir a intensidade da resposta emocional).
- Aumentar o sistema de apoio emocional e psicológico.
- Aconselhar e apoiar a tomada de decisões (esclarecimentos e orientações sobre dúvidas em relação à situação e ao tratamento proposto).
- Usar uma abordagem clara, simples e objetiva, para melhor compreensão da gestante.
- Buscar compreender a perspectiva da gestante sobre a situação temida.
- Ouvir atentamente todas as queixas da gestante.
- Ajudar a gestante a identificar as situações que fomentam a ansiedade.
- Proporcionar à gestante técnicas de relaxamento e orientá-la sobre essas técnicas, a fim de reduzir a tensão.

Diagnóstico: dor aguda

A hospitalização e a realização de procedimentos invasivos podem contribuir para experiência sensorial e emocional desagradável na gestante, podendo ser de início lento ou súbito, de intensidade leve ou intensa, com um término antecipado ou previsível. Desse modo, a enfermagem pode prestar alguns cuidados que poderão minimizar e melhorar esse quadro.

 INTERVENÇÕES DE ENFERMAGEM

- Orientar a gestante sobre as diversas vias de administração de medicamento.
- Observar indicadores não verbais de desconforto, como choro, tristeza e medo, entre outros.
- Avaliar com a gestante e a equipe a eficácia de medidas de controle da dor.
- Reduzir e/ou eliminar fatores que estimulem ou aumentem a experiência de dor (medo, fadiga, falta de informação, entre outros).
- Instituir e modificar medidas de controle da dor com base nas respostas da gestante. Por exemplo: realizar massagens de conforto; encaminhar a gestante para um banho (a fim de promover relaxamento); realizar descompressão do corpo da gestante para que ela fique confortável no leito ou na poltrona.

Diagnóstico: distúrbio no padrão de sono – relativo à privação do sono resultante da realização de procedimentos

Ao permanecer internada e necessitar de procedimentos vinculados a horários (diurnos e noturnos), a gestante pode apresentar períodos prolongados de tempo sem sono ou suspensão natural/periódica do sono.

INTERVENÇÕES DE ENFERMAGEM

- Explicar à gestante a importância do sono adequado durante a gravidez.
- Monitorar/registrar o padrão de sono da gestante e a quantidade de horas dormidas.
- Monitorar o padrão de sono da gestante e observar as circunstâncias físicas e psicológicas resultantes de dor, desconforto, medo e ansiedade que podem interferir no sono.
- Adaptar o ambiente para promoção de um sono tranquilo, como colchão confortável, iluminação adequada no quarto e diminuição dos ruídos no ambiente hospitalar.
- Buscar eliminar situações estressantes antes do horário de dormir. Por exemplo, se possível adaptar o horário de administração de medicamentos, a fim de apoiar o ciclo do sono.
- Orientar a gestante a evitar alimentos/bebidas que interfiram no sono, em razão da demora no processo de digestão.

Diagnóstico: eliminação urinária e intestinal alterada/prejudicada

Algumas gestantes precisam ser mantidas em repouso absoluto no leito. Essa situação pode fazer com que ela tenha dificuldade para realizar suas eliminações vesicais e intestinais no vaso sanitário. Nesse caso, a enfermagem pode disponibilizar o uso de fraldas e comadres, embora essas medidas nem sempre sejam aceitas pela gestante.

INTERVENÇÕES DE ENFERMAGEM

- Providenciar privacidade durante as eliminações nas situações de repouso absoluto no leito.

Diagnóstico: integridade da pele prejudicada

O edema é um achado muito comum na maioria das gestantes. Tal alteração pode evoluir com comprometimento da epiderme e da derme, levando a lesões cutâneas.

INTERVENÇÕES DE ENFERMAGEM

- Observar cor, calor, pulsos, textura, edema e ulcerações nas extremidades.
- Examinar hiperemia, calor exagerado ou drenagem na pele e nas membranas mucosas.
- Monitorar infecção, especialmente em áreas edemaciadas.
- Monitorar erupções e escoriações na pele.
- Monitorar ressecamento e umidade excessivos na pele.
- Orientar sobre medidas para prevenir deteriorações na pele.

- Orientar a gestante e os familiares sobre os sinais de ruptura de pele, quando necessário.
- Orientar a gestante para que evite o uso de sabonetes alcalinos.
- Fornecer orientações gerais sobre como realizar a manutenção e a hidratação da pele.

Diagnóstico: risco de baixa autoestima situacional

A gestante pode desenvolver uma percepção negativa em relação a si mesma ou às suas capacidades, em resposta ao quadro das possíveis complicações na patologia atual.

INTERVENÇÕES DE ENFERMAGEM

- Transmitir confiança na capacidade da gestante para lidar com as situações que envolvem adaptação à nova condição de vida.
- Encorajar a gestante a avaliar o próprio comportamento em relação aos cuidados com a gestação.
- Monitorar a frequência das verbalizações negativas da gestante em relação a si e que podem indicar falta de conhecimento e dificuldade de enfrentamento das situações de risco.
- Monitorar os níveis de autoestima ao longo do período gestacional.

Diagnóstico: déficit no autocuidado para banho/higiene corporal e íntima

Este diagnóstico refere-se à capacidade prejudicada da gestante de alto risco em realizar atividades como banho/higiene pessoal e íntima quando necessita de repouso, seja relativo ou absoluto. Por exemplo: impossibilidade de dirigir-se ao banheiro, de lavar o próprio corpo, de realizar a higiene íntima, de obter fonte de água, de pegar objetos para o banho, de controlar a temperatura da água e de secar-se.

 INTERVENÇÕES DE ENFERMAGEM

- Estimular/realizar/auxiliar durante o banho (aspersão/leito) a troca de roupa pessoal e a higiene oral.
- Oferecer a roupa pessoal de modo que a gestante possa alcançá-la.
- Manter cuidados com períneo, unhas, cabelos, olhos, orelhas e pés.
- Auxiliar na utilização do vaso sanitário ou da comadre.
- Manter a privacidade da gestante.
- Estar disponível para ajudá-la sempre que solicitado.

Diagnóstico: mobilidade física prejudicada

A gestante pode apresentar limitação de movimentos, em razão de patologias ou pelas indicações de repouso.

 INTERVENÇÕES DE ENFERMAGEM

- Orientar a gestante e os familiares sobre repousos, conforme prescrição.
- Auxiliá-la a se movimentar e se locomover (dentro e fora do leito).
- Manter o corpo da gestante alinhado aos movimentos.
- Manter campainha ao alcance da gestante.
- Adotar medidas de prevenção de quedas (grades elevadas, rodas travadas) e atentar quanto à disposição do mobiliário dentro do quarto (escadas, apoio para os pés, suporte de soro de rodas).

Diagnóstico: risco para maternidade alterada

A gestante pode apresentar incapacidade de cuidar do filho e/ou de manter um ambiente que promova seu desenvolvimento. Esses casos estão relacionados principalmente a traumas físicos, emocionais e psicológicos, estresse relacionado à patologia e comprometimento físico, além de trabalho de parto e/ou parto difícil.

INTERVENÇÕES DE ENFERMAGEM

- Encorajar e incentivar a gestante a expor seus medos e dúvidas referentes à situação atual.
- Oferecer à gestante apoio emocional para melhorar o enfrentamento das situações de ameaça à gravidez.
- Esclarecer dúvidas sobre procedimentos e condutas pertinentes à terapêutica.

Intercorrências obstétricas 7

Alterações ligadas ao tempo de gestação – definições

Muitas das intercorrências obstétricas estão relacionadas ao tempo de gestação: quando ela é mais curta ou mais demorada do que o normal.

Na área de saúde são usadas as expressões "pré-termo", "a termo" e "pós-termo" para classificar a maturidade do feto relacionada à idade gestacional. Uma gestação a termo quer dizer que o parto foi realizado no tempo adequado para que o recém-nascido tenha mais facilidade de se desenvolver nos primeiros dias de vida. Uma gestação pré-termo quer dizer que o bebê nasceu prematuro, ou seja, antes do tempo adequado (ver abaixo). Uma gestação pós-termo significa a gestação que se prolongou para além do tempo considerado normal (ver página 168).

As informações a seguir são do Departamento de Informática do Sistema Único de Saúde (DATASUS).

> **Idade gestacional**
>
> A duração da gestação é medida a partir do primeiro dia do último período menstrual normal. A idade gestacional é expressa em dias ou semanas completas (por exemplo: eventos que ocorrem de 280 a 286 dias após o início do último período menstrual normal são considerados como ocorridos na marca de 40 semanas de gestação).
>
> (...)
>
> **Pré-termo**
>
> Menos de 37 semanas completas (menos de 259 dias) de gestação.
>
> (...)

Termo

De 37 semanas a menos de 42 semanas completas (259 a 293 dias) de gestação.

(...)

Pós-termo

42 semanas completas ou mais (294 dias ou mais) de gestação. (DATASUS, [*s. d.*])

Além da organização vista acima, o DATASUS apresenta também a classificação "gestação prolongada" ou "pós-datismo" para se referir à idade gestacional entre 40 e 42 semanas.

Gestação prolongada e gestação pós-termo

De certa forma, as classificações "gestação prolongada" e "gestação pós-termo" refletem mais sutilezas de nomenclatura, porque, no dia a dia profissional, temos que uma gestação que ultrapasse as 40 semanas já deve ser monitorada bastante de perto, pois em curto espaço de tempo (às vezes, poucos dias) pode haver mudanças capazes de tornar o ambiente intrauterino desfavorável para o bebê (por exemplo, o líquido amniótico passa a ser turvo ou mesmo com sinais de mecônio). Com a idade gestacional de 40 semanas, o bebê está maduro para a vida fora do útero. Permanecer nele pode acarretar problemas.

Um dos principais aspectos é a qualidade da placenta, que vai "envelhecendo" e tornando-se pouco eficiente conforme a gravidez avança. Existem casos em que a placenta "envelhece" antes mesmo das 40 semanas, passando a ser insuficiente em suas funções, assim como há casos de gestação após as 40 semanas nos quais a placenta continua a cumprir suas funções.

▶ Quando não existe ocorrência de insuficiência placentária após as 40 semanas, a condição é chamada de gestação prolongada fisiológica.

▶ Quando ocorre **insuficiência placentária**, a condição é classificada como **gestação prolongada patológica**. Essa condição é mais comum em primíparas (ou seja, em mulheres que vão dar à luz pela primeira vez).

A equipe multiprofissional deve orientar a mulher a procurar o serviço de saúde sempre que perceber qualquer alteração que possa resultar no agravamento gestacional.

CAUSAS MAIS COMUNS

- **Maternas:** idade, paridade, baixas condições socioeconômicas (relacionadas a aspectos culturais), antecedentes de gestações anteriores com prolongamento.
- **Fetais:** más-formações fetais e insuficiência hormonal.

COMPLICAÇÕES

- Incidência de líquido meconial, resultando em síndrome de aspiração meconial pelo bebê.
- Diminuição do líquido amniótico (LA).
- Desproporção cefalopélvica em razão do tamanho do feto (DCP). Ou seja, a pelve materna não é larga o suficiente para permitir a passagem do bebê no parto normal.
- Distocia de apresentação, isto é, o feto apresenta-se de modo facial ou de nádegas (entre outros) no canal vaginal.
- Disfunção placentária.
- Morte fetal.

DIAGNÓSTICO

O diagnóstico deve ser associado à identificação correta da DUM, exame físico/obstétrico materno, realização de exames por imagem (ultrassom), avaliação do Índice de Líquido Amniótico (ILA), exame de cardiotocografia (CTG) e monitoração da frequência cardíaca fetal.

TRATAMENTO

Na confirmação do diagnóstico e de possíveis alterações maternas e fetais, a gestação deverá ser interrompida. O trabalho de parto envolvendo a gestação prolongada requer atenção por parte de todos os profissionais envolvidos. Desse modo, toda a equipe deve estar atenta à paciente/cliente, que deve estar orientada e ciente sobre os procedimentos e a conduta.

INTERVENÇÕES DE ENFERMAGEM

- Orientar a gestante para ficar atenta à diminuição/cessação dos movimentos fetais.
- Proporcionar à gestante ambiente tranquilo, eliminando fatores que podem levar ao estresse.
- Encorajar a mulher a relatar seus medos, inseguranças e dúvidas.
- Manter a gestante em posição confortável.
- Atentar quanto à indicação de jejum oral (JJVO).

IMPORTANTE
Aliar as orientações acima às intervenções de enfermagem do diagnóstico "Medo/ansiedade" (ver página 159).

Trabalho de parto prematuro

Conforme as definições apresentadas no início do capítulo, o trabalho de parto pré-termo ou prematuro é aquele que ocorre com **menos de 37 semanas** completas (menos de 259 dias) de gestação.

CAUSAS MAIS COMUNS

- **Maternas:** idade (jovem/idosa), intervalos menores entre gestações, antecedentes obstétricos – partos prematuros, descolamento prematuro da placenta (DPP), ruptura prematura de membranas, entre outros –, patologias obstétricas como hipertensão e diabetes gestacional, doenças renais e cardiovasculares, infecções, anomalias uterinas e placentárias, uso de drogas, fumo, consumo de álcool, condições desfavoráveis de trabalho, cirurgia ou traumas abdominais durante a gestação, anemia, tuberculose, DSTs.
- **Fetais:** gestação múltipla, infecções, anormalidades fetais, poli-hidrâmnio (excesso de líquido amniótico no saco amniótico).

COMPLICAÇÕES

A evolução do trabalho de parto prematuro resulta em maiores agravos para o recém-nascido, além de ser uma das principais causas de morte no primeiro ano de vida.

Dependendo da idade gestacional, os órgãos do feto ainda estão em desenvolvimento, o que dificulta sua adaptação ao meio extrauterino, justificando a necessidade de intervenção médica e de enfermagem em Unidade de Terapia Intensiva (UTI) neonatal.

DIAGNÓSTICO

O diagnóstico, além de estar associado à identificação da idade gestacional (por meio da DUM), é realizado a partir das queixas apresentadas pela gestante, como início de contrações uterinas ritmadas, regulares e palpáveis, bem como alterações no colo uterino (dilatação) e possível ruptura das membranas com eliminação de muco uterino, sangue e líquido amniótico.

TRATAMENTO

A intervenção inicial ao trabalho de parto consiste em hospitalização para interrupção do parto.

Além da hospitalização, a gestante deve permanecer em repouso absoluto, com hidratação endovenosa adequada e administração de medicamentos inibidores do trabalho de parto, como terbutalina, sulfato de magnésio e indometacina nifedipina, sedativos (quando necessários), bem como corticoidoterapia e realização de exames para monitorar as condições materno-fetais.

O acompanhamento da evolução ainda depende de avaliação da dinâmica uterina e de alterações do colo uterino, bem como da observação de perdas vaginais.

Para a prevenção em caso de gestante com histórico de trabalho de parto prematuro, a equipe médica poderá avaliar a necessidade de realizar o procedimento de suturar o colo uterino (cerclagem).

INTERVENÇÕES DE ENFERMAGEM

- Proporcionar ambiente tranquilo, eliminando fatores que podem levar ao estresse.
- Encorajar a mulher a relatar seus medos, inseguranças e dúvidas.
- Orientar quanto à necessidade da adesão terapêutica, bem como possíveis necessidades de tratamento em UTI neonatal.
- Manter a gestante em posição confortável e seguir com repouso absoluto no leito.
- Atentar para perdas vaginais.
- Administrar medicamentos e soroterapia conforme prescritos, atentando às intervenções de enfermagem específicas para a infusão desses fármacos.

> **IMPORTANTE**
>
> Aliar as orientações acima às intervenções de enfermagem dos diagnósticos "Déficit de conhecimento" (ver página 158), "Medo/ansiedade" (ver página 159), "Dor aguda" (ver página 160), e "Risco para maternidade alterada" (ver página 165).

Síndromes hipertensivas da gestação

As síndromes hipertensivas (pressão arterial elevada) da gestação podem se caracterizar como:
- **urgência** quando não há sintomas clínicos/obstétricos; ou
- **emergência hipertensiva** quando há sintomas clínicos/obstétricos.

Essas intercorrências são responsáveis pelo agravamento do processo gestacional e resultam em danos graves, podendo ocasionar a morte do binômio (mãe e bebê) se não diagnosticadas precocemente.

Existem diferentes classificações das síndromes hipertensivas da gestação. As principais são apresentadas no quadro 7.1.

QUADRO 7.1 – Síndromes hipertensivas da gestação.

Condição	Características		
Hipertensão crônica (HC).	Caracterizada quando a mulher tem o diagnóstico de hipertensão antes da gravidez ou até a 20ª semana de gestação. Nível pressórico de 140/90 mmHg. Outro critério é o aumento de 30mmHg na pressão arterial sistólica (PAS) e/ou aumento de 15 mmHg na pressão arterial diastólica (PAD).		
Hipertensão induzida pela gravidez (HIG) ou doença hipertensiva específica da gestação (DHEG).	Quadro hipertensivo que se desenvolve após a 20ª semana de gestação. Pode evoluir para pré-eclâmpsia e eclâmpsia, incluindo síndrome HELLP.	Pré-eclâmpsia.	Manifestações como hipertensão, proteinúria (presença de proteína na urina) e/ou edema.
		Eclâmpsia.	Ocorrência de crises convulsivas, podendo evoluir para estado de coma.
		Síndrome HELLP.	Gestante diagnosticada como pré-eclâmpsia ou eclâmpsia acompanhada das seguintes alterações: ▶ H (*Hemolysis*): hemólise ou alteração dos glóbulos vermelhos; ▶ EL (*Elevated Liver enzymes*): elevação das enzimas hepáticas; ▶ LP (*Low Platelet count*): plaquetopenia ou nível muito baixo de plaquetas no sangue. Outras manifestações clínicas dessa síndrome são icterícia, epigastralgia (dor no estômago), cefaleia (dor de cabeça) persistente e hipertensão arterial. Em casos mais graves, pode evoluir com ruptura de hematoma hepático.

Fonte: adaptado de Neme (2005).

Pré-eclâmpsia

A pré-eclâmpsia é caracterizada por complicação principalmente entre a 20ª e a 24ª semana em razão de alterações no sistema cardio-circulatório.

CAUSAS MAIS COMUNS

Idade (menos de 19 anos; mais de 35 anos), hipertensão arterial crônica, diabetes mellitus, doenças cardiovascular e renal preexistentes, histórico obstétrico de gestação múltipla, obesidade, primeira gestação, fatores nutricionais inadequados e aspectos emocionais. Acomete principalmente mulheres negras.

COMPLICAÇÕES

Comprometimento da evolução da gravidez, resultando em situações desfavoráveis de leves a graves para o binômio (mãe e bebê).

- **Maternas:** trabalho de parto, descolamento prematuro da placenta (ver página 189), complicações clínicas graves (cardiovasculares, renais, hepáticas, neurológicas, pulmonares, hematológicas), edema agudo de pulmão, encefalopatia hipertensiva, insuficiência renal, hemorragias, óbito materno.
- **Fetais:** prematuridade, baixo peso ao nascer, complicações clínicas graves em razão da imaturidade dos órgãos, retardo do crescimento intrauterino (RCIU), óbito fetal/morte perinatal.

DIAGNÓSTICO

As condutas para identificação do diagnóstico têm como base queixas da gestante, além de exames clínico e obstétrico, laboratoriais e de imagem.

TRATAMENTO

A equipe médica – em especial, o obstetra e o cardiologista – deve promover a terapêutica anti-hipertensiva com base em administração de medicamentos, tratamento das complicações cardiovasculares, dietoterapia (acompanhamento nutricional para adequação de cardápios com baixa concentração de sódio/sal) e prescrição de repouso físico e psíquico. Em última instância, deve verificar a possibilidade de interromper a gestação.

CONDUTAS

Deve ser estabelecido acompanhamento ambulatorial quando não houver indicação de hospitalização. Nesse caso, a equipe de enfermagem deve:
- orientar a gestante sobre a importância de manter o acompanhamento médico, para prevenir complicações;
- encorajá-la a expor seus medos e dúvidas;
- orientá-la sobre como identificar os sinais de pré-eclâmpsia e a procurar um serviço de saúde na ocorrência desses sinais.

Em caso de hospitalização, as condutas clínicas/obstétricas são as relatadas a seguir.
- Proporcionar o afastamento da gestante de suas atividades profissionais para minimizar esforços físicos e emocionais.
- Manter a gestante em repouso relativo em decúbito lateral esquerdo, pois nessa posição é possível promover a melhora da circulação interplacentária.
- Realizar controle diário dos níveis pressóricos arteriais e do peso.
- Monitorar os sinais e sintomas associados à patologia.
- Realizar exames para controle da proteinúria.
- Realizar avaliação e acompanhamento fetal (crescimento ponderal e vitalidade fetal).
- Administrar medicamentos (em geral, hipotensores e calmantes).
- Providenciar assistência social e acompanhamento nutricional quando necessário.

INTERVENÇÕES DE ENFERMAGEM

- Orientar a gestante e os familiares sobre a patologia e a terapêutica.
- Proporcionar ambiente tranquilo e seguro: controle da luminosidade, diminuição de ruídos, controle de visitas.
- Preparar a gestante para a realização e o acompanhamento de exames.
- Acompanhar os resultados dos exames laboratoriais.

- Auxiliar a equipe médica e o enfermeiro obstetra durante a avaliação fetal.
- Realizar a aferição da PA (atenção ao manguito adequado à circunferência do braço).
- Administrar os medicamentos conforme prescrição médica.
- Monitorar a presença de efeitos colaterais das medicações prescritas.
- Atentar quanto à necessidade de JJVO ou de dietoterapia adequada.

Eclâmpsia

Entre as formas de hipertensão que podem ocorrer na gravidez, a eclâmpsia é considerada por estudiosos a mais grave e a principal causa de morte materna, por envolver grave comprometimento cerebral. O sinal clássico são as convulsões afetando todos os músculos do corpo.

CAUSAS MAIS COMUNS

Elevação da pressão arterial sistólica acima de 140 mmHg e diastólica acima de 90 mmHg, excesso de proteinúria, idade (adolescentes e mães acima de 35 anos). Acomete principalmente mulheres negras.

COMPLICAÇÕES

As complicações podem comprometer a evolução da gravidez, resultando em situações desfavoráveis leves ao binômio (quando o diagnóstico é precoce) e graves, principalmente nos casos associados à síndrome HELLP (ver página 178).

- **Maternas (clínicas):** hemorragia cerebral, insuficiências renal, hepática, respiratória, com evolução para edema pulmonar, alterações visuais, cefaleia intensa. Essas complicações podem acontecer de maneira isolada ou associadas.
- **Maternas (obstétricas):** as mesmas observadas na pré-eclâmpsia, porém com agravamento das situações.
- **Fetais:** as mesmas observadas na pré-eclâmpsia.

DIAGNÓSTICO

As crises convulsivas podem "mascarar" outras patologias neurológicas, como tumores cerebrais, acidente vascular cerebral, epilepsia e doenças bacterianas, entre outras. Quando a mulher apresenta crises convulsivas durante os períodos gestacional e puerperal, o diagnóstico é de eclâmpsia até que sejam descartadas as hipóteses.

TRATAMENTO

O tratamento para a eclâmpsia tem como base controlar as crises convulsivas e evitar morte do binômio.

CONDUTAS

É necessário o acompanhamento hospitalar para que sejam estabelecidas as medidas de segurança envolvendo a equipe multiprofissional.

As intervenções médicas devem ser adotadas de imediato e consistem nas descritas anteriormente para a situação de pré-eclâmpsia (ver página 174), associadas às ações abaixo.

- Solicitar acompanhamento em UTI nos casos de piora do quadro clínico.
- Manter a gestante ou puérpera monitorada, para acompanhamento dos níveis pressóricos e cardíacos.
- Prescrever contenção leve da gestante/puérpera se necessário, para promoção da integridade física.
- Prescrever terapia medicamentosa à base de anti-hipertensivos, anticonvulsivantes e calmantes, bem como realizar o monitoramento da resposta à terapêutica adotada.
- Avaliar de modo criterioso a necessidade/indicação de interrupção da gravidez.

INTERVENÇÕES DE ENFERMAGEM

- Orientar a gestante ou puérpera e os familiares sobre a patologia e a terapêutica.
- Proporcionar ambiente tranquilo e seguro: controle da luminosidade, diminuição de ruídos, controle de visitas, grades elevadas (para

evitar quedas), rodas travadas e cabeceira elevada (para evitar risco de broncoaspiração durante as crises convulsivas).

▶ Preparar a gestante ou puérpera para a realização e o acompanhamento de exames.

▶ Acompanhar os resultados dos exames laboratoriais.

▶ Auxiliar a equipe médica e o enfermeiro obstetra durante a avaliação fetal.

▶ Realizar a aferição da PA (atenção ao manguito adequado à circunferência do braço).

▶ Administrar os medicamentos conforme prescrição médica.

▶ Monitorar a presença de efeitos colaterais das medicações prescritas.

▶ Manter e preparar materiais para atendimento de emergência próximos ao leito, bem como materiais para estabelecer oxigenoterapia.

▶ Puncionar cateter venoso periférico, para hidratação e administração de medicamentos por via endovenosa.

▶ Monitorar sinais de alterações clínicas e obstétricas, comunicando a equipe médica e o enfermeiro imediatamente para que sejam adotadas as medidas necessárias.

▶ Atentar quanto à necessidade de JJVO ou de dietoterapia adequada.

Síndrome HELLP

Considerada uma complicação grave da pré-eclâmpsia e da eclâmpsia, a síndrome HELLP é definida como hepatopatia gestacional. Na evolução mais grave dessa intercorrência, a mulher apresenta quadro de icterícia em razão de hemólise intravascular, com risco de óbitos materno e fetal.

CAUSAS MAIS COMUNS

Os estudos mostram que 1/3 das ocorrências da síndrome HELLP ocorre no puerpério. Entre as causas, estão diagnóstico de pré-eclâmpsia e de eclâmpsia, idade acima de 25 anos, paciente/cliente multípara (ou seja, que já teve vários partos) e variações nos níveis pressóricos. Acomete mais mulheres brancas.

COMPLICAÇÕES

▶ **Maternas (clínicas):** dor na região abdominal, às vezes acompanhada de náuseas e vômitos, hemorragia gastrointestinal, edemas, com evolução para quadro de insuficiência cardíaca e pulmonar, hemorragia interna, acidente vascular cerebral e outras complicações graves.
▶ **Maternas (obstétricas):** as mesmas observadas na pré-eclâmpsia e na eclâmpsia.
▶ **Fetais:** as mesmas observadas na pré-eclâmpsia e na eclâmpsia.

DIAGNÓSTICO

A elaboração do diagnóstico deve fundamentalmente descartar outras patologias que possam apresentar sinais e sintomas parecidos com os clássicos desta síndrome, como quadro de sepse (infecção bacteriana), intoxicação por drogas, choque hipovolêmico, alterações no fígado (fígado gorduroso) e doença renal, entre outros. São realizados exames laboratoriais e de imagem, bem como investigação dos sintomas e exame físico.

TRATAMENTO

Consiste basicamente em estabilizar a mulher e fazer a avaliação fetal para constatar ou não a necessidade da indução do parto.

CONDUTAS

As intervenções médicas devem ser adotadas de imediato, e as ações consistem nas descritas anteriormente para as situações de pré-eclâmpsia e eclâmpsia.

INTERVENÇÕES DE ENFERMAGEM

Os cuidados de enfermagem destinados às pacientes/clientes com diagnóstico de síndrome HELLP devem ser aplicados de acordo com o grau e as necessidades verificados.
▶ Orientar a gestante ou puérpera e os familiares sobre a patologia e a terapêutica.
▶ Proporcionar ambiente tranquilo e seguro: controle da luminosidade, diminuição de ruídos, controle de visitas, grades elevadas (para

evitar quedas), rodas travadas e cabeceira elevada (para evitar risco de broncoaspiração durante as crises convulsivas).

- ▶ Preparar a gestante ou puérpera para a realização e o acompanhamento de exames.
- ▶ Acompanhar os resultados dos exames laboratoriais.
- ▶ Auxiliar a equipe médica e o enfermeiro obstetra durante a avaliação fetal.
- ▶ Monitorar rigorosamente os sinais vitais, atentando para possíveis alterações sugestivas de complicações.
- ▶ Administrar os medicamentos conforme prescrição médica.
- ▶ Monitorar a presença de efeitos colaterais das medicações prescritas.
- ▶ Manter e preparar materiais para atendimento de emergência próximos ao leito, bem como materiais para estabelecer oxigenoterapia.
- ▶ Puncionar cateter venoso periférico, para hidratação e administração de medicamentos por via endovenosa.
- ▶ Monitorar sinais de alterações clínicas e obstétricas, comunicando a equipe médica e o enfermeiro imediatamente para que sejam adotadas as medidas necessárias.
- ▶ Monitorar as queixas da paciente/cliente, atentando para sinais sugestivos de hemorragia (palidez, sudorese, pele fria e pegajosa, entre outros).
- ▶ Atentar quanto à necessidade de JJVO ou de dietoterapia adequada.
- ▶ Atentar para os cuidados específicos em caso de terapia transfusional (hemocomponentes/hemoderivados), conforme descrito no quadro 7.2.

IMPORTANTE

Aliar os cuidados apresentados nesta seção de síndromes hipertensivas às intervenções de enfermagem dos diagnósticos "Déficit de conhecimento" (ver página 158), "Medo/ansiedade" (ver página 159), "Dor aguda" (ver página 160), "Distúrbio no padrão de sono" (ver página 161), "Integridade da pele prejudicada" (ver página 162), "Déficit no autocuidado para banho/higiene corporal e íntima"(ver página 163), "Risco de baixa autoestima situacional" (ver página 163), "Mobilidade física prejudicada" (ver página 164") e "Risco para maternidade alterada" (ver página 165).

QUADRO 7.2 – Cuidados de enfermagem na terapia transfusional.

Processos/etapas	Cuidados de enfermagem
Identificação da gestante ou puérpera.	1. Realizar a identificação correta da gestante ou puérpera: nome e sobrenome, data de nascimento, nome da mãe – seguir as orientações referentes à segurança do paciente conforme a Anvisa (Ministério da Saúde, 2013). 2. Verificar a indicação da hemotransfusão descrita no pedido/prontuário. 3. Conferir tipo sanguíneo e dados transfusionais: transfusão prévia, reação transfusional, necessidade de preparo para a transfusão, resultado da pesquisa de anticorpos irregulares, identificação de anticorpos irregulares, teste de compatibilidade e resultado de exames laboratoriais.
Pré-transfusão.	1. Verificar o número da bolsa de hemocomponente e o tipo de hemocomponente. 2. Realizar a dupla checagem (dois ou mais profissionais de enfermagem atuam na conferência da identificação da gestante ou puérpera e das bolsas de sangue). 3. Verificar os sinais vitais, data e hora de início da transfusão, via de acesso (periférico ou central), local do acesso, dispositivo. 4. Orientar a gestante ou puérpera (ou o responsável) sobre o procedimento e esclarecer dúvidas.

(cont.)

Processos/etapas	Cuidados de enfermagem
Transfusão.	1. Verificar os sinais vitais de acordo com o protocolo da instituição hospitalar. 2. Atentar para a presença de reações transfusionais, como hiperemia no local da punção, dor, mudança de temperatura local e corporal, coceiras. 3. Em caso de constatação de reações, suspender a infusão imediatamente e comunicar a equipe do Banco de Sangue e o enfermeiro responsável pela unidade de internação, para que sejam adotadas as medidas cabíveis.
Pós-transfusão.	1. Realizar a aferição dos sinais vitais. 2. Registrar a hora de término da transfusão e da remoção do acesso. 3. Realizar a anotação de enfermagem em prontuário e impressos do Banco de Sangue, seguindo sempre o protocolo da instituição hospitalar.

Fonte: adaptado de Mattia e Andrade (2016).

Síndromes hemorrágicas da gestação

As síndromes hemorrágicas específicas da gestação, do parto e do puerpério são responsáveis por elevados índices de mortalidade materna e fetal, daí a importância da prevenção, da detecção precoce e da condução adequada do diagnóstico.

As síndromes hemorrágicas **podem ocorrer em qualquer fase da gravidez**, e a gravidade da intercorrência depende da idade gestacional. Os fatores a que essas síndromes estão relacionadas são apresentados no quadro 7.3.

QUADRO 7.3 – Síndromes hemorrágicas da gestação.

Primeira metade da gestação	Segunda metade da gestação
Abortamento.	Descolamento prematuro da placenta.
Gravidez ectópica.	Ruptura uterina.
Descolamento prematuro da placenta.	Inserção baixa da placenta
Doença trofoblástica gestacional	(placenta prévia).
(mola hidatiforme ou gravidez molar).	

Fonte: adaptado de Neme (2005).

Abortamento

Segundo o conceito mais amplamente adotado, corresponde à interrupção da gestação antes da 20ª semana,[1] com expulsão ou extração do produto gestacional (feto) e peso inferior a 500 g.

CLASSIFICAÇÃO QUANTO À ÉPOCA

▶ **Aborto precoce:** interrupção da gestação ocorrida em até 12 semanas.

▶ **Aborto tardio:** interrupção da gestação ocorrida com mais de 12 e até 20-22 semanas.

CLASSIFICAÇÃO QUANTO À CLÍNICA

▶ **Aborto evitável (ameaça de aborto):** presença de leve sangramento vaginal ou de sangramento moderado no início da gravidez, seguido de desconforto pélvico (cólicas).

▶ **Aborto inevitável:** possibilidade de ruptura das membranas (em alguns casos) e dilatação do colo uterino, com consequente sangramento intenso, além de cólicas. O feto perde a vitalidade, resultando em expulsão. A expulsão fetal e dos anexos pode ser de modo completo (eliminação total do produto da gestação) ou incompleto (eliminação parcial do produto gestacional).

▶ **Aborto inevitável incompleto afebril:** quando ainda existem restos gestacionais, porém sem sinais de infecção.

---

1 Existem autores da área de saúde que consideram abortamento até a 22ª semanas.

- **Aborto inevitável incompleto febril:** quando ainda há restos gestacionais com sinais de infecção.

CLASSIFICAÇÃO QUANTO À MOTIVAÇÃO

- **Aborto espontâneo:** resultante de causas naturais.
- **Aborto induzido:** resultante de fatores externos (medicamentoso/mecânico). Neste conceito, inclui-se o abortamento terapêutico praticado com a finalidade de preservar a saúde/vida materna.

OUTRAS CLASSIFICAÇÕES

- **Aborto causado por *Clostridium welchii*:** associado a condições de patogenicidade do agente e com alto índice de morte materna.
- **Aborto retido:** quando no interior do útero se mantêm os produtos da gestação por aproximadamente 30 dias ou mais após a ocorrência do óbito fetal.
- **Aborto habitual:** perdas espontâneas e sucessivas de três ou mais gestações.
- **Aborto séptico ou infectado:** de modo geral, um aborto incompleto, acompanhado de hipertermia que pode estar associada à infecção genital.

CAUSAS MAIS COMUNS

- **Maternas:** idade, fatores relacionados a alterações imunológicas, trombofílicas, anatômicas, infecciosas, endócrinas e ambientais, uso de drogas, fumo, consumo de álcool, traumatismos.
- **Fetais:** anomalias do produto da concepção, alterações cromossômicas e ovo anembrionado.

COMPLICAÇÕES

As complicações dependem da ocorrência e do tipo de aborto, podendo resultar em hemorragias de níveis variados, infecções locais e/ou generalizadas, perfurações de órgãos internos, insuficiência ovariana e renal, traumas emocionais e psicológicos, fenômenos embólicos, esterilidade, transtornos da menstruação, algias pélvicas e óbito materno.

DIAGNÓSTICO

A atuação ética da equipe multiprofissional é de extrema importância. Condutas realizadas de modo precoce podem propiciar resultados satisfatórios para a mãe e os familiares.

São imprescindíveis as ações a seguir.

▶ **Anamnese:** coleta de dados para embasar a conduta.
▶ **Propedêutica clínica:** avaliação do estado geral, inspeção, palpação, percussão, toque vaginal, uterino e retal.
▶ **Propedêutica complementar:** realização de exames como ultrassonografia, tomografia e ressonância magnética, exames laboratoriais, bacterioscopia e bacteriologia.

Em alguns casos, há a necessidade de realizar punção abdominal e uterina, além de radiografias.

TRATAMENTO

▶ **Aborto evitável:** o tratamento é determinado conforme os sintomas apresentados e pode se consistir em analgésicos, antiespasmódicos, repouso relativo, abstinência sexual até restabelecimento do quadro e acompanhamento ambulatorial.
▶ **Aborto inevitável incompleto afebril:** esvaziamento da cavidade uterina, administração de medicamentos por via endovenosa para manter contração uterina e diminuir sangramentos, procedimento cirúrgico (curetagem) para remoção de restos gestacionais.
▶ **Aborto inevitável incompleto febril:** hospitalização, coleta de material para bacterioscopia e cultura, administração de antibioticoterapia e de medicamentos para manter contração uterina, esvaziamento da cavidade uterina, drenagem (em caso de presença de coleção purulenta), histerectomia total ou parcial (em situações mais complicadas, com comprometimento uterino).
▶ **Aborto retido:** esvaziamento uterino.
▶ **Aborto habitual:** orientação do casal para avaliação e instalação de protocolos de investigação.

Em todos os casos acima citados, o material coletado deve ser encaminhado ao serviço de Anatomopatológico, a fim de que seja analisado. Além disso, é necessário verificar tipagem sanguínea materna, para possível administração de imunoglobulina anti-Rh.

INTERVENÇÕES DE ENFERMAGEM

Os cuidados de enfermagem são realizados de acordo com as necessidades verificadas, incluindo assistência **pré, trans e pós-operatória**.

- Avaliar perdas vaginais, atentando para sinais de choque hipovolêmico (choque hemorrágico) e hemorragia por via vaginal.
- Puncionar cateter venoso periférico, para hidratação e administração de medicamentos (antibióticos, analgésicos e inibidores de lactação) por via endovenosa.
- Atentar para sinais sugestivos de infecção e turgência das mamas.
- Realizar o controle de diurese.
- Não aplicar compressas mornas/frias na região mamária e não estimular ordenha das mamas.
- Proporcionar o enfaixamento mamário, para prevenção do ingurgitamento.

IMPORTANTE

Aliar as orientações acima às intervenções de enfermagem dos diagnósticos "Risco para infecção" (ver página 157), "Déficit de conhecimento" (ver página 158), "Medo/ansiedade" (ver página 159), "Dor aguda" (ver página 160), "Risco de baixa autoestima situacional" (ver página 163), "Mobilidade física prejudicada" (ver página 164) e "Risco para maternidade alterada" (ver página 165).

Gravidez ectópica

A gravidez ectópica – também chamada de gravidez tubária, prenhez ectópica ou gestação ectópica – consiste na implantação e no desenvolvimento do ovo fora da cavidade do útero. A maioria das gestações ectópicas ocorre na tuba uterina, embora a implantação do ovo possa também ocorrer no colo uterino, nos ovários e no abdome. É uma **urgência obstétrica**, em razão de quadro hemorrágico materno.

Os sintomas dessa intercorrência consistem em atraso do ciclo menstrual, dores e distensão abdominais, sangramento por via vaginal, quadro febril, náuseas e vômitos, aumento da sensibilidade durante a realização de toque vaginal.

A gravidez ectópica pode ser classificada em:
- **íntegra:** quando não há rompimento da tuba;
- **rota (lê-se "rôta"):** quando ocorre a ruptura da tuba.

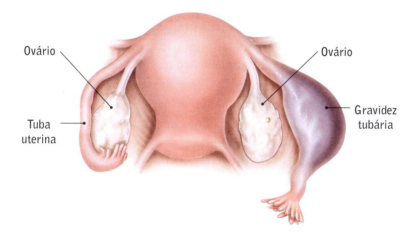

FIGURA 7.1 – Representação da gravidez ectópica (na tuba uterina).

CAUSAS MAIS COMUNS

Alterações hormonais, anormalidades genéticas, defeitos congênitos, bem como condições médicas que afetam a forma e a condição das tubas uterinas e dos órgãos reprodutivos.

COMPLICAÇÕES

O quadro clínico relacionado às complicações refere-se a incidência de aborto, ruptura tubária, choque hipovolêmico com evolução para abdome agudo hemorrágico.

DIAGNÓSTICO

- **Avaliação clínica:** realizada para descartar outras causas (torção de anexos, apendicite aguda, cistos ovarianos torcidos, doença inflamatória pélvica, entre outras).
- **Laboratorial:** dosagem de beta HCG e progesterona.
- **Exames de imagem:** ultrassonografia transvaginal (para avaliar ausência de gravidez, massa tubária e presença de líquidos na cavidade peritoneal).
- **Laparoscopia:** para aprofundamento da investigação.

TRATAMENTO

Em caso de **gravidez ectópica íntegra**, pode ser realizada **salpingotomia** (incisão cirúrgica no ponto da gestação ectópica, para remoção do produto; após esse procedimento é feita sutura no local).

Em caso de **gravidez ectópica rota**, pode ser feita **salpingectomia** (remoção total ou parcial das tubas uterinas).

Nas duas situações devem ser adotadas condutas para:
- controle de choque hipovolêmico;
- administração de metotrexato (conforme indicação médica), analgesia, antibioticoterapia, suplementação de ferro para evitar quadros de anemia;
- transfusão de hemocomponentes/hemoderivados, quando indicação;
- profilaxia de isoimunização Rh nos casos de gestantes Rh-.

INTERVENÇÕES DE ENFERMAGEM

- Monitorar sinais vitais, sinais de complicações e balanço hídrico.
- Atentar quanto aos sinais de hipovolemia ou de choque.
- Administrar medicamentos conforme prescrição médica.
- Atentar quanto a perdas vaginais e monitorá-las em relação a aspecto e quantidade.

> **IMPORTANTE**
>
> Aliar as orientações da página anterior às intervenções de enfermagem dos diagnósticos "Risco para infecção" (ver página 157), "Déficit de conhecimento" (ver página 158), "Medo/ansiedade" (ver página 159), "Dor aguda" (ver página 160), "Distúrbio no padrão de sono" (ver página 161), "Déficit no autocuidado para banho/higiene corporal e íntima" (ver página 163), "Risco de baixa autoestima situacional" (ver página 163), "Mobilidade física prejudicada" (ver página 164) e "Risco para maternidade alterada" (ver página 165).

Descolamento prematuro da placenta

O descolamento prematuro da placenta consiste na separação repentina e prematura da placenta implantada no corpo uterino. Outra intercorrência ligada a esse desprendimento é denominada descolamento cório-amniótico, que ocorre em razão da ruptura de vasos, resultando na formação de hematoma e ocasionando o desprendimento das estruturas útero-placenta.

CAUSAS MAIS COMUNS

▶ **Causas traumáticas internas:** associadas a presença de cordão umbilical curto, perda de líquido amniótico, movimentos fetais excessivos, retração uterina após o parto do primeiro gemelar, hipertonia uterina (primária ou por abuso de ocitócicos), entre outras.

▶ **Causas traumáticas externas:** associadas a grandes acidentes e traumas de impactos diretamente na região abdominal.

▶ **Causas não traumáticas:** associadas a hipertensão arterial, diabetes, condição socioeconômica, multiparidade, idade materna avançada, passado obstétrico ruim, relato de DPP em gestação anterior, cesárea prévia, RCIU, corioamnionite, gemelaridade, tempo prolongado de ruptura de membranas, fumo, consumo de álcool, uso de drogas.

COMPLICAÇÕES

Em razão da ocorrência de parto emergencial, o corpo uterino poderá evoluir com quadro de atonia uterina, principalmente nos casos de DPP com longa duração. A ocorrência de hemorragia não controlada e não responsiva às massagens e ao uso de ocitocina pode indicar a necessidade de histerectomia. Assim, a puérpera deverá ter uma vigilância no controle da anemia e da diurese.

DIAGNÓSTICO

Deve ser fundamentalmente clínico e físico, com base nas respostas da gestante quanto à localização da dor (geralmente no fundo do útero e repentina) e na avaliação de possíveis perdas sanguíneas por via vaginal, bem como em sinais de choque hipovolêmico e alterações do nível pressórico.

O exame obstétrico pode detectar a hipertonia uterina e foco fetal ausente. Na inspeção vaginal devem-se detectar sinais de hemorragia e tensão nas membranas amnióticas, sendo indicado realizar o monitoramento fetal.

Nesse contexto, há a necessidade de complementar a avaliação, realizando exames laboratoriais (hemograma completo, nível de fibrinogênio, tempo de protrombina e tempo parcial de tromboplastina) e de imagem (ultrassonografia abdominal e vaginal).

TRATAMENTO

Uma vez diagnosticado o DPP, a intervenção deve ser adotada de modo precoce. Assim, as opções para o tratamento adequado dependerão principalmente das circunstâncias em que ocorre a evolução da gestação.

Em caso de **feto vivo e viável**, há a indicação de **parto cesárea emergencial**.

Em caso de **feto morto**, procede-se à **indução do parto vaginal**.

INTERVENÇÕES DE ENFERMAGEM

- Puncionar e manter cateter venoso periférico calibroso, para garantir a manutenção da volemia (volume sanguíneo) em níveis aceitáveis.
- Realizar cateterização vesical de demora, para controle do fluxo urinário.
- Administrar antiespasmódico e ocitócico, conforme prescrição.
- Manter monitorização cardíaca contínua e registros dos sinais vitais.
- Estabelecer oxigenioterapia quando indicada.
- Atentar quanto aos sinais e sintomas sugestivos de complicações para hemorragia grave, pois este fato eleva o risco de mortalidade para o binômio.
- Avaliação diária da evolução do DPP e das condições maternas e fetais.

No pós-parto, as intervenções consistem nas ações abaixo.

- Realizar a supervisão rigorosa da puérpera de DPP, para evitar complicações que podem ocorrer nesse momento.
- Controlar os sinais vitais.
- Avaliar o tônus muscular uterino, em razão do risco de atonia uterina, o que torna necessária a histerectomia.
- Identificar sinais de infecções puerperais.
- Controlar débito urinário, atentando para oligúria (diminuição do volume de urina) ou hematúria (sangue na urina), pois podem ser sugestivos de insuficiência renal.
- Manter a permeabilidade das vias respiratórias.

IMPORTANTE
Aliar as orientações acima às intervenções de enfermagem dos diagnósticos "Risco para infecção" (ver página 157), "Dor aguda"(ver página 160), "Distúrbio no padrão de sono" (ver página 161), "Déficit no autocuidado para banho/higiene corporal e íntima" (ver página 163), "Mobilidade física prejudicada" (ver página 164) e "Risco para maternidade alterada" (ver página 165).

Doença trofoblástica gestacional (mola hidatiforme ou gravidez molar)

Esta anomalia se caracteriza como estruturas císticas claras e viscosas, sem formação definida. Não é uma gestação viável. Caso a anomalia não seja tratada precocemente (retirada do corpo da mulher), pode ultrapassar a parede do útero, migrar para outras partes do corpo e tornar-se uma patologia maligna.

A doença trofoblástica gestacional (ou mola hidatiforme, ou gravidez molar) pode se manifestar conforme a seguir.

▶ **Mola hidatiforme completa:** forma mais comum da patologia. Pode apresentar vilosidades com edemas variados e crescimento caracterizando pequenos cachos, não permitindo a formação placentária e fetal.

▶ **Mola hidatiforme parcial:** neste estágio, apenas parte da placenta ou do embrião apresentam desenvolvimento anormal.

▶ **Mola invasiva/coriocarcinoma:** este tipo de ocorrência se desenvolve a partir da existência dos estágios anteriores e invade estruturas uterinas, resultando em neoplasia maligna.

A mulher pode apresentar sangramento vaginal, anemia, aumento no diâmetro abdominal (desproporcional à idade gestacional) seguido de dores abdominais, cistos ovarianos, alterações nos níveis da pressão arterial (pré-eclâmpsia grave no 2º trimestre da gestação), presença de massa na região vaginal, náuseas e vômitos.

Outros sinais e sintomas que podem ocorrer e sugerir metástase da doença serão característicos de acordo com a disseminação nos órgãos atingidos.

CAUSAS MAIS COMUNS

Alterações no processo de fecundação e na divisão celular.

COMPLICAÇÕES

As complicações estão relacionadas ao tipo e ao grau de invasão dessas estruturas nos órgãos-alvo. A mola hidatiforme é considerada a lesão mais comum que precede o coriocarcinoma. Este tipo possui um prognóstico de tumor maligno do trofoblasto e apresenta disseminação de metástase rápida e generalizada.

DIAGNÓSTICO

É feito a partir de investigações em várias frentes, conforme abaixo.

- Exames laboratoriais, para avaliação dos níveis séricos de beta HCG (valores maiores que 200.000 mUl/mL sugerem diagnóstico de mola hidatiforme); hemograma completo.
- Avaliação clínica, para investigação dos sinais e sintomas.
- Testes de função hepática e tiroidiana.
- Ultrassonografia, para visualização das estruturas.
- Histopatologia, para confirmação do diagnóstico.
- Laparoscopia, para analisar focos da invasão na pelve.
- Tomografia computadorizada e radiografias, para verificação de possíveis metástases.
- Dopplervelocimetria, para verificar a presença de fluxo sistólico e diastólico no útero.

TRATAMENTO

O tratamento depende da evolução da patologia e dos sintomas apresentados pela mulher. Podem-se destacar as condutas a seguir.

- Promover o esvaziamento uterino por meio da realização de curetagem (nos casos em que o útero tenha menos de 10 cm de altura) ou de histerectomia (indicado para mulheres com 40 anos de idade ou mais, com possível preservação dos ovários). O material coletado durante a curetagem deve ser encaminhado para análise anatomopatológica.
- Administrar imunoglobulina em gestantes Rh-.
- Corrigir anemia e hipertireoidismo, quando presentes.
- Proceder à quimioterapia, se necessário e conforme os resultados do estadiamento.

INTERVENÇÕES DE ENFERMAGEM

- Monitorar os sinais vitais, atentando para sinais e valores sugestivos de hipertensão arterial.
- Observar e avaliar as perdas vaginais, atentando para sangramento vaginal ou eliminação de outras secreções vaginais.
- Puncionar e manter cateter venoso periférico calibroso, para garantir a manutenção da volemia (volume sanguíneo) em níveis aceitáveis.
- Preparar a paciente/cliente para a realização de exames que exijam cuidados específicos e/ou procedimentos cirúrgicos.

IMPORTANTE
Aliar as orientações acima às intervenções de enfermagem dos diagnósticos "Risco para infecção" (ver página 157), "Déficit de conhecimento" (ver página 158), "Medo/ansiedade" (ver página 159), "Dor aguda" (ver página 160), "Distúrbio no padrão de sono" (ver página 161), "Déficit no autocuidado para banho/higiene corporal e íntima" (ver página 163), "Mobilidade física prejudicada" (ver página 164) e "Risco para maternidade alterada" (ver página 165). Esta intercorrência obstétrica pode ser bastante traumática para a mulher, exigindo grande sensibilidade por parte de toda a equipe que a assiste.

Ruptura uterina

Consiste no rompimento total ou parcial da musculatura uterina, o que representa uma intercorrência grave em obstetrícia e responsável por elevados índices de morbimortalidade do binômio.

A ruptura (ou rotura) uterina pode ocorrer principalmente no 3º trimestre da gestação, apresentando-se nos períodos pré, trans e pós-parto. É classificada conforme as manifestações explicadas a seguir.

- **Rupturas uterinas espontâneas:** presentes em gestantes com antecedentes de cirurgia uterina. Raramente ocorrem em útero sem cicatrizes.
- **Rupturas traumáticas:** decorrentes de traumas obstétricos (como versão podálica interna[2] e pressão no fundo uterino) e não obstétricos (como violência e acidentes automobilísticos), entre outros traumas.
- **Rupturas uterinas completas:** apresentam solução de continuidade total na parede uterina, resultando em comunicação direta entre as cavidades uterina e peritoneal.
- **Rupturas uterinas incompletas:** nestes casos, a solução de continuidade é parcial, preservando a camada serosa do útero. Quase sempre podem se associar à deiscência (rompimento) de cicatriz uterina.

A gestante pode apresentar dores intensas e rigidez na região abdominal, sinais de hemorragia intra-abdominal (irritação peritoneal) com ausência de sons cardíacos fetais e cessação das contrações e da dinâmica uterinas. No intraparto é possível detectar o início abrupto de sofrimento fetal, representado por anormalidades inespecíficas na frequência cardíaca fetal.

CAUSAS MAIS COMUNS

Presença ou não de cicatriz uterina prévia; história prévia de tumores, miomectomia, perfuração, ferimentos por penetrações na região abdominal, histeroscopia ou procedimentos laparoscópicos; multiparidade; manobra de Kristeller (manobra realizada sob pressão no fundo do útero); gestação gemelar; poli-hidrâmnio; desproporção cefalopélvica; acidentes automobilísticos; dosagem excessiva de ocitocina durante a indução ou a condução do parto.

---

2   A versão podálica consiste no procedimento em que o feto é girado dentro do útero como correção para os casos em que se encontra transversalmente ou em outra posição anormal.

COMPLICAÇÕES

O maior risco (materno e fetal) está associado à demora do diagnóstico e do tratamento de suporte.

DIAGNÓSTICO

O diagnóstico consiste em ações investigativas desempenhadas pela equipe médica e de enfermagem para detecção dos sinais sugestivos do evento, como avaliação dos sintomas apresentados pela gestante; exame físico por meio de palpação abdominal, inspeção, toque e ausculta; realização de exames de imagem (ultrassonografia) e laboratoriais.

TRATAMENTO

Realização de sutura (porém esta conduta é mais eficaz nos casos de ruptura incompleta); histerectomia imediata nos casos mais graves; transfusão de hemocomponentes e hemoderivados nos casos de choque hipovolêmico; hemostasia[3] completa; administração de antibioticoterapia, para tratamento de infecções.

INTERVENÇÕES DE ENFERMAGEM

- Controlar os sinais vitais.
- Monitorizar frequência cardíaca fetal (FCF).
- Manter cateterismo venoso calibroso.
- Observar a presença de contrações uterinas intensas e dolorosas, deformidades abdominais, hemorragia e sinais de choque hipovolêmico.
- Realizar cateterismo vesical de demora e controlar debito urinário.
- Encaminhar a paciente/cliente imediatamente para cirurgia quando solicitado.

---

3 A hemostasia consiste no processo de manter o sangue em seu estado fluido ao interromper o sangramento em casos de trauma ou doenças.

> **IMPORTANTE**
>
> Aliar as orientações acima às intervenções de enfermagem dos diagnósticos "Risco para infecção" (ver página 157), "Déficit de conhecimento" (ver página 158), "Medo/ansiedade" (ver página 159), "Dor aguda" (ver página 160) e "Risco para maternidade alterada" (ver página 165).

Inserção baixa da placenta (placenta prévia)

A inserção baixa da placenta (IBP), popularmente conhecida como placenta prévia (PP), é considerada uma intercorrência que provoca hemorragia durante o período gestacional. No caso, a placenta deixa de se implantar na porção superior do útero (como ocorre normalmente) e adere no segmento inferior do útero.

Segundo a classificação de Briquet, a inserção baixa da placenta apresenta três tipos, conforme descrito a seguir.

▶ **Placenta prévia total:** a placenta cobre totalmente o óstio (orifício) cervical interno do útero.

▶ **Placenta prévia parcial:** a placenta cobre parcialmente o óstio cervical interno do útero.

▶ **Placenta marginal:** a placenta se implanta sobre o óstio cervical interno do útero, podendo ser palpada durante a realização do toque vaginal.

Na verdade, a placenta não fica em uma localização única durante toda a gravidez. À medida que o útero e a placenta aumentam, a posição desta pode mudar. Assim, é possível que uma gestante que tenha apresentado placenta prévia no início da gravidez chegue ao 3º trimestre com a placenta localizada mais acima, ou seja, na localização adequada. Mais uma vez, o acompanhamento propiciado pelo pré-natal é fundamental para detectar a posição exata da placenta.

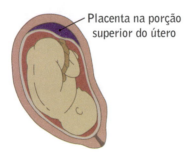

FIGURA 7.2 – Placenta normal (implantação na porção superior do útero).

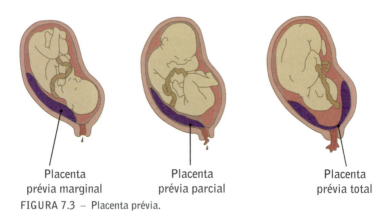

FIGURA 7.3 – Placenta prévia.

O sinal clássico mais comum desta intercorrência é a presença de quadro hemorrágico na segunda metade da gestação, podendo ocorrer sem dor.

CAUSAS MAIS COMUNS

Embora as causas não sejam precisamente conhecidas, os estudos mostram que multiparidade e idade materna avançada contribuem para a ocorrência de IPB. Além desses fatores, também são citados fumo, presença de cicatrizes de cesáreas anteriores, fibromas e curetagens uterinas prévias, bem como patologias endometriais inflamatórias, vasculares e atróficas.

COMPLICAÇÕES

A hemorragia consiste na principal complicação da IBP. O sangramento pode ocorrer antes do parto, durante o procedimento ou mesmo depois dele. A perda de sangue pode ser volumosa e colocar a gestante e o feto em risco. As grávidas com placenta prévia apresentam maior propensão a ter uma placenta que se implanta de forma muito profunda no útero, não se descolando facilmente no parto. Esse tipo é denominado acreta. O alto risco de sangramento pode levar a mulher a ser submetida a histerectomia.

DIAGNÓSTICO

O diagnóstico é feito a partir de avaliação do quadro hemorrágico e da realização de exame de imagem (ultrassonografia), para visualização das características da placenta e de sua implantação.

No momento da avaliação, deve-se realizar o diagnóstico diferencial, a fim de descartar hipóteses de descolamento prematuro da placenta, ruptura uterina e possíveis patologias vulvovaginal e cervical.

TRATAMENTO

A conduta terapêutica depende principalmente da idade gestacional, em razão dos riscos com a prematuridade fetal.

Gestação com idade igual ou inferior a 36 semanas e quadro hemorrágico leve

▶ Hospitalizar a gestante, para controle do estado geral (materno e fetal).
▶ Colocar a gestante em repouso absoluto, para evitar esforços físicos.
▶ Administrar corticoides, principalmente para prevenção de doença respiratória neonatal.

> **OBSERVAÇÃO**
> Não é indicada a realização de toque vaginal.

Gestação com idade igual ou superior a 36 semanas

▶ **Grávida com placenta prévia lateral ou marginal:** indicação de parto vaginal. realização de amniotomia para visualização do líquido amniótico e monitorização fetal.
▶ **Grávida com placenta central:** indicação de parto cesárea.

INTERVENÇÕES DE ENFERMAGEM

▶ Controlar rigorosamente sinais vitais e perdas vaginais.

▶ Atentar quanto à assistência relacionada aos cuidados com repouso absoluto no leito.

▶ Monitorar sinais de choque hipovolêmico (palidez, extremidades frias e cianóticas, taquicardia, entre outros).

▶ Puncionar e manter cateter venoso periférico calibroso, para hidratação e administração de medicamentos por via endovenosa.

▶ Atentar quanto aos sinais de trabalho de parto.

▶ Atentar quanto às queixas maternas relacionadas à diminuição dos movimentos fetais.

▶ Monitorar vitalidade fetal.

▶ Atentar quanto à necessidade de tipagem sanguínea, infusão de hemocomponentes/hemoderivados e coleta de exames laboratoriais. No pós-parto, as intervenções consistem nas ações abaixo.

▶ Monitorar o sangramento vaginal, em razão de possível atonia uterina (responsável por ocorrência de grandes hemorragias).

▶ Atentar quanto aos cuidados com tampão vaginal.

▶ Administrar ocitocina para promover a contração uterina e a diminuição do sangramento.

▶ Atentar quanto aos cuidados relacionados a assepsia e antissepsia em decorrência do quadro hemorrágico, devido ao risco de infecção em ferida operatória nos casos de parto vaginal com episiotomia.

IMPORTANTE

Aliar as orientações às intervenções de enfermagem dos diagnósticos "Risco para infecção" (ver página 157), "Déficit de conhecimento" (ver página 158), "Medo/ansiedade(ver página 159), "Dor aguda" (ver página 160), "Distúrbio no padrão de sono" (ver página 161), "Déficit no autocuidado para banho/higiene corporal e íntima" (ver página 163), "Mobilidade física prejudicada" (ver página 164) e "Risco para maternidade alterada" (ver página 165).

Patologias na gestação

Diabetes gestacional

O diabetes gestacional (DG) é uma doença que surge durante a gravidez e acomete mulheres não diabéticas. A gestação é considerada diabetogênica quando o organismo materno não produz insulina ou não faz o uso adequado da insulina.

Do ponto de vista obstétrico, o DG pode evoluir com riscos para a gestação, por isso seu diagnóstico precoce desempenha um papel de extrema importância. Dessa forma, a concepção na mulher diabética ou com fatores de risco para o desenvolvimento do diabetes deve ser cuidadosamente planejada, mantendo-se o controle glicêmico adequado.

As pacientes diagnosticadas com DG secretam pouca quantidade de insulina, levando à hiperglicemia materna, que é o ponto crucial dessa intercorrência na gestação. O excesso de glicose chega ao feto, podendo desencadear uma série de complicações a ele.

CAUSAS MAIS COMUNS

Antecedentes históricos, familiares e obstétricos, obesidade, idade, hipertensão.

COMPLICAÇÕES

▶ **Maternas:**
- bacteriúria assintomática e pielonefrite, pois a infecção urinária descompensa o diabetes e proporciona o desenvolvimento de infecções, podendo evoluir para pielonefrite, justificando as coletas de uroculturas periódicas durante o período do pré-natal;
- toxemia gravídica,[4] porque gestantes portadoras de diabetes de longa duração, sobretudo com nefropatias (doenças nos rins), têm maior ocorrência de toxemia, agravando sensivelmente o prognóstico fetal;

---

4 A toxemia gravídica é um conjunto de alterações multissistêmicas, caracterizadas por manifestações como hipertensão, edema e proteinúria.

- macrossomia fetal (excesso de peso do bebê), o que resulta em dificuldades durante o trabalho de parto;
- vulvovaginites, pois o acúmulo de glicose tem ligação com maior incidência de monilíase;
- ganho de peso ponderal excessivo, relacionado ao aumento do peso materno acima do estimado para o período gestacional;
- acidose grave, em razão dos níveis elevados de glicose no sangue;
- maior incidência de abortamento espontâneo, pelo fato de o DG levar a alterações vasculares que atingem a circulação placentária;
- maior incidência de infecção no trato urinário e de infecção puerperal, em razão da toxicidade causada pela glicose elevada, que pode causar alteração na função renal, aumentando a possibilidade de infecções;
- poli-hidrâmnio, pois, com o alto índice de concentração de glicose circulante em corrente sanguínea, pode ocorrer aumento da produção do líquido amniótico.

▶ **Fetais:**
- risco de abortamento;
- prematuridade;
- rápido crescimento fetal, em razão da deposição excessiva de gordura e da retenção hídrica;
- poli-hidrâmnio (ver página 211), associado a apresentações anômalas e APGAR (ver página 259) baixo;
- feto hipermegálico (desenvolvimento excessivo generalizado) e recém-nascido grande para a idade gestacional (GIG), associados a obesidade materna e hiperinsulinismo (excesso de insulina) fetal, podendo levar a dificuldades no parto e tocotraumatismo (traumas no feto no momento do parto);
- sofrimento fetal, em razão de alterações metabólicas e doenças vasculares;
- complicações respiratórias, como a síndrome do desconforto respiratório, que causa retardo na maturação pulmonar;
- morbidade neonatal, em razão de hipoglicemia (baixo nível de açúcar no sangue), hiperbilirrubinemia (acúmulo de bilirrubina no sangue) e hipocalemia (quantidade baixa de potássio no sangue);

- más-formações congênitas, nervosas, renais e cardíacas, entre outras;
- mortalidade perinatal.[5]

DIAGNÓSTICO

O diagnóstico é composto por um conjunto de ações por parte da equipe de saúde que presta assistência à gestante, para que se possam identificar os fatores desencadeantes e, assim, minimizar e prevenir riscos.

Na 1ª consulta do pré-natal, as gestantes devem ser avaliadas para identificação de riscos sugestivos de diabetes gestacional.

Devem-se também valorizar:

- ▶ fatores de risco para o DG, como antecedentes históricos, familiares e obstétricos (macrossomia, poli-hidrâmnio, morte fetal, más-formações, restrição do crescimento fetal);
- ▶ exame obstétrico atual (ganho de peso excessivo, altura uterina maior que o esperado, crescimento fetal excessivo, poli-hidrâmnio);
- ▶ resultados de glicemia de jejum e de teste de sobrecarga de 50 g de glicose (níveis plasmáticos de glicose).

Glicemia de jejum

Deve ser realizada de modo rotineiro, iniciando-se desde a **1ª consulta do pré-natal** e **repetida por volta da 28ª semana** de gestação. Vale ressaltar a importância de jejum de 8 horas antes da coleta de sangue periférico e considerar valor normal inferior entre 85 mg/dL e 90 mg/dL. Para o fechamento do diagnóstico, é importante associar os fatores de risco citados anteriormente.

Quando a gestante apresenta uma glicemia de jejum com valor igual ou superior a 90 mg/dL e há a presença de um fator de risco positivo, o rastreamento é considerado positivo. Então, deve-se prosseguir para a fase de confirmação do diagnóstico, por meio do teste de curva glicêmica.

---

5 Segundo o DATASUS, o período perinatal tem início em 22 semanas completas (154 dias) de gravidez (época em que o peso de nascimento é normalmente de 500 g) e termina com 7 dias completos após o nascimento.

Teste de sobrecarga com 50 g de dextrosol

O método de rastreamento para o diabetes gestacional mais utilizado é o teste de sobrecarga com 50 g de dextrosol (glicose), chamado de método O'Sullivan. Nesse teste, deve-se administrar a sobrecarga de 50 g de dextrosol e, 1 hora após essa administração, realizar a coleta de sangue em veia periférica, para dosagem da glicemia sérica.

São considerados valores normais os inferiores a 140 mg/dL, com sensibilidade de 79%, ou inferiores a 130 mg/dL com especificidade variante entre 87% a 100%.

Curva glicêmica com sobrecarga

Outro método utilizado para confirmação precisa do diabetes gestacional consiste na utilização do teste de curva glicêmica com sobrecarga. O exame avalia a capacidade do organismo materno de processar e verifica a quantidade de glicose no sangue após a ingestão de uma carga maior da glicose.

Considera-se como valor anormal a curva que apresente um ou mais valores acima do normal, conforme apresentado no quadro 7.4.

QUADRO 7.4 – Teste de tolerância oral de glicose (TTOG).

Glicemia	Curva 100 g	Curva 75 g
Jejum.	95.	95.
1ª hora.	180.	180.
2ª hora.	155.	155.
3ª hora.	145.	---

Fonte: Neme (2005).

Em glicemia de jejum e teste de sobrecarga de dextrosol (2 horas após a ingestão de glicose) com resultado superior a 130mg/dL é possível concluir o diagnóstico positivo para diabetes gestacional.

TRATAMENTO

O tratamento prestado à gestante diabética baseia-se na utilização de dieta, insulina e exercícios aplicados sob orientação da equipe multiprofissional. O objetivo é fazer com que os níveis de glicose sérica retornem ao mais próximo possível do valor normal, considerando que o tratamento ideal deve ser iniciado antes da gestação.

Dentro das possibilidades de tratamento e acompanhamento, é possível citar as ações abaixo.

▶ Fazer o monitoramento glicêmico, atentando para sintomas de hipoglicemia (tremores, taquicardia, sudorese, irritabilidade, ansiedade, tonturas, palidez, períodos de confusão e cefaleia).

▶ Atentar para sinais de cetoacidose diabética (CAD, como hálito cetônico,[6] desidratação, pulso rápido e fraco, respiração de Kussmaul)[7] e síndrome não cetótica hiperglicêmica hiperosmolar (SNHH, como sede, poliúria, anormalidades neurológicas e torpor).

▶ Avaliação do peso e do estado nutricional.

▶ Realizar controle rigoroso da pressão arterial, do pulso periférico (indicativos de alterações nos sistemas cardiovascular, vascular periférico e nervoso) e da acuidade visual (em razão de retinopatias).

▶ Proceder a investigações laboratoriais.

▶ Aplicar dietoterapia.

▶ Aplicar insulinoterapia.

▶ Administrar agentes anti-hiperglicemiantes orais (AAHO).

▶ Orientar sobre a prática de exercícios físicos.

Cuidados no parto e pós-parto

A realização do controle para o nível glicêmico em padrões considerados estáveis é o objetivo da equipe multiprofissional que acompanha a gestante portadora de diabetes, pois dessa maneira é possível proporcionar ao binômio condições para suportar o estresse durante o trabalho de parto.

A opção do tipo de parto – seja vaginal seja cesárea – dependerá das condições clínicas fetais e da gestante.

---

6   Odor bastante similar ao de frutas envelhecidas ou de vinagre.

7   Respiração lenta e prolongada seguida de uma curta pausa e de uma expiração breve e gemente.

INTERVENÇÕES DE ENFERMAGEM

- Orientar a gestante e os familiares sobre sinais e sintomas sugestivos de processo infeccioso e o momento de relatá-los à equipe de cuidadores.
- Aplicar os cuidados no parto cesárea (quando indicado), atentando para os procedimentos/cuidados com a incisão cirúrgica no intra e no pós-parto.
- Orientar a gestante sobre o rodízio na administração de medicamento por via subcutânea (como no caso da insulina), para evitar o endurecimento no local da aplicação e, assim, facilitar a absorção e diminuir sensações dolorosas.
- Orientar a gestante para alternar as polpas digitais para realização do teste de glicemia capilar (dextro).
- Reduzir e eliminar fatores que estimulem ou aumentem a experiência de dor (medo, fadiga, falta de informação, etc.).
- Pesar a gestante em intervalos específicos.
- Observar mudanças significativas no estado nutricional e iniciar os tratamentos, quando adequados.
- Orientar a gestante e os familiares quanto à dieta específica para o diabetes gestacional.
- Monitorar as tendências de ganho/perda de peso.

IMPORTANTE

Aliar as orientações acima às intervenções de enfermagem dos diagnósticos "Déficit de conhecimento" (ver página 158), "Medo/ansiedade" (ver página 159), "Dor aguda" (ver página 160), "Distúrbio no padrão de sono" (ver página 161), "Eliminação urinária e intestinal alterada/prejudicada" (ver página 162), "Integridade da pele prejudicada" (ver página 162) e "Risco para maternidade alterada" (ver página 165).

Hiperêmese gravídica

O desenvolvimento do quadro de náuseas e vômitos constitui uma das queixas mais comuns em mulheres no período gestacional, porém uma parcela das gestantes tem essas manifestações de maneira mais acentuada.

O quadro clínico pode apresentar três fases distintas:

▶ **fase inicial/leve:** a gestante apresenta quadro de vômitos persistentes, sialorreia (produção excessiva de saliva), lipotimia (desmaio) e pirose (azia);
▶ **fase moderada:** a gestante pode apresentar taquicardia, hipotensão, perda de peso, palidez, fraqueza e cansaço;
▶ **fase mais grave:** há ocorrência de icterícia, distúrbios visuais e neurológicos, oligúria e torpor, além de evolução para insuficiência renal aguda.

CAUSAS MAIS COMUNS

Mobilidade gastrointestinal alterada, pancreatite, quadro de doença intestinal inflamatória, hipertireoidismo transitório e disfunção da tireoide, fatores emocionais e psicológicos, carência de vitaminas.

COMPLICAÇÕES

Desidratação, perda de peso e desequilíbrio hidroeletrolítico, podendo haver danos e complicações hepáticas e renais.

DIAGNÓSTICO

O diagnóstico é feito por meio da avaliação do quadro clínico da gestante. Deve-se descartar ocorrência de outras patologias que evoluem com quadro de vômitos persistentes. São realizados exames laboratoriais e de imagem.

TRATAMENTO

O tratamento baseia-se no conjunto de ações que possam minimizar e/ou controlar a persistência do quadro clínico, incluindo:

- hospitalização em casos diagnosticados com desidratação (casos mais graves de desidratação requerem instalação de nutrição enteral/parenteral);
- dietoterapia adequada para as necessidades nutricionais ou prescrição de jejum por via oral até melhora do quadro;
- administração de medicamentos antieméticos e sedativos;
- hidratação endovenosa para reposição eletrolítica;
- intervenção psicológica.

INTERVENÇÕES DE ENFERMAGEM

- Puncionar cateter venoso periférico, para hidratação e administração de medicamentos por via endovenosa.
- Monitorar balanço hídrico, sinais vitais, sinais de desidratação, peso e sinais de piora do quadro.

IMPORTANTE

Aliar as orientações acima às intervenções de enfermagem dos diagnósticos "Déficit de conhecimento" (ver página 158), "Medo/ansiedade" (ver página 159), "Distúrbio no padrão de sono" (ver página 161), "Eliminação urinária e intestinal alterada/prejudicada" (ver página 162), "Integridade da pele prejudicada" (ver página 162), e "Risco para maternidade alterada" (ver página 165).

Alterações do líquido amniótico

Oligoâmnio

O volume de líquido amniótico varia de acordo com a fase gestacional, e no final da gravidez é normal haver uma redução. No entanto, quando esse volume se apresenta muito diminuído, ocorre o chamado oligoâmnio. Ou seja, a quantidade de líquido amniótico se torna insuficiente para o feto. A gestante pode perceber a calcinha molhada em razão de perda do LA por via vaginal e diminuição dos movimentos fetais. Outro sintoma é a diminuição na altura uterina.

CAUSAS MAIS COMUNS

As causas que podem levar ao quadro de oligoâmnio podem resultar de fatores envolvendo mãe, feto e placenta.

- ▶ **Maternas:** fumo, síndromes hipertensivas, diabetes, doença do colágeno, uso de drogas, hipovolemia (diminuição do volume sanguíneo).
- ▶ **Fetais:** anomalias congênitas, retardo do crescimento intrauterino, cromossomopatias, gestação pós-termo, ruptura prematura das membranas.
- ▶ **Placentárias:** insuficiência placentária, descolamento prematuro da placenta (ver página 189), gestação prolongada, ruptura prematura das membranas, gestação gemelar.

COMPLICAÇÕES

A redução no volume de líquido amniótico pode evoluir com riscos de compressão do cordão umbilical e resultar em sofrimento fetal. Volume inferior a 300 mL eleva o risco de morte fetal.

DIAGNÓSTICO

- ▶ **Clínico:** consta da avaliação relacionando a idade gestacional com a altura uterina, para verificar ocorrência de incompatibilidade.

- **Obstétrico:** durante a palpação, notam-se aumento da sensibilidade uterina, diminuição do volume uterino em relação à idade gestacional e identificação das partes fetais.
- **Exame de ultrassonografia:** utilizado para visualizar a presença da quantidade de líquido amniótico em relação a feto e proximidades das paredes uterina. Em uma situação de volume baixo de líquido amniótico, pode-se perceber a posição fetal "amontoada".

TRATAMENTO

As condutas terapêuticas dependem da idade gestacional em que foi diagnosticado o oligoâmnio. Além disso, deve-se realizar uma investigação para identificar as possíveis causas da redução do líquido amniótico, para que elas sejam tratadas.

Na ocorrência de oligoâmnio isolado, pode não haver indicação de interrupção da gestação, procedendo-se à realização de amnioinfusão para reposição do volume e melhora da acomodação fetal.

Nos casos em que não há identificação de sofrimento fetal, a gestante permanece hospitalizada para intervenção medicamentosa e repouso. Mas feto maduro e com vitalidade prejudicada poderão levar a indução do parto.

INTERVENÇÕES DE ENFERMAGEM

- Atentar para as queixas da gestante referentes a movimentação fetal e perdas vaginais.
- Atentar quanto aos cuidados referentes ao repouso absoluto.
- Puncionar cateter venoso periférico, para hidratação e administração de medicamentos por via endovenosa.

> **IMPORTANTE**
>
> Aliar as orientações acima às intervenções de enfermagem dos diagnósticos "Déficit de conhecimento" (ver página 158), "Medo/ansiedade" (ver página 159), "Distúrbio no padrão de sono" (ver página 161), "Eliminação urinária e intestinal alterada/prejudicada" (ver página 162), "Integridade da pele prejudicada" (ver página 162), e "Risco para maternidade alterada" (ver página 165).

Poli-hidrâmnio

Na evolução normal da gestação, a média semanal da produção do líquido amniótico varia em torno de 20 mL a 50 mL. Com 36 semanas, o volume presente é de aproximadamente 1.000 mL, e então se observa uma diminuição em razão da proximidade do parto. No poli-hidrâmnio, porém, ocorre uma alteração do mecanismo de circulação–produção do LA, resultando em acúmulo ou excesso deste. Quando o volume supera os 3.000 mL, há risco elevado de mortalidade e morbidade perinatais.

Os sinais e sintomas estão diretamente ligados ao grau de compressão que o volume exerce na cavidade uterina. A gestante pode ter desconforto respiratório e abdominal, lombalgia, taquicardia, presença de edema na região vulvar e nos membros inferiores, cianose (coloração azulada nas mucosas e nas extremidades) e dores nas coxas.

CAUSAS MAIS COMUNS

- **Maternas:** alterações placentárias, diabetes, isoimunização (gestação sensibilizada pelo fator Rh).
- **Fetais:** gravidez gemelar, obstrução gastrointestinal, más-formações nos sistemas (nervoso central, renal, endócrino, hematológico, cardíaco, esquelético), anomalias congênitas e genéticas, presença de infecção intrauterina, tumores.

COMPLICAÇÕES

▶ **Maternas:** alterações placentárias, desenvolvimento de DHEG (ver página 173), desconforto respiratório grave (necessitando de intervenções invasivas), riscos de infecção no intra e no pós-parto, indicação de parto prematuro, descolamento prematuro da placenta (ver página 189), hemorragia, trabalho de parto prolongado, alteração na dinâmica uterina.

▶ **Fetais:** prematuridade, más-formações fetais, sofrimento fetal, hipóxia (baixo teor de oxigênio nos tecidos) ao nascimento, tocotraumatismos, anemia hemolítica, morte perinatal.

DIAGNÓSTICO

É feito principalmente a partir dos sintomas apresentados pela gestante e pelos achados de exames físicos e obstétricos, atentando para incompatibilidade da altura uterina com a idade gestacional, palpação das partes fetais e ausculta discreta dos batimentos cardiofetais (BCF).

Exames laboratoriais (sangue, urina) e de imagem (USG obstétrico), bem como amniocentese (punção realizada para avaliar o LA), garantem o fechamento do diagnóstico seguro e direcionam para a assistência adequada.

TRATAMENTO

As condutas e indicações para o tratamento terapêutico baseiam-se nas condições clínicas do binômio e no período da gestação e incluem:

▶ controle do peso materno e da altura uterina;
▶ medição da circunferência abdominal;
▶ monitoramento da circunferência dos membros inferiores (MMII);
▶ repouso absoluto;
▶ investigação de diabetes gestacional e de anticorpos irregulares;
▶ intervenções medicamentosas;
▶ realização de amniorredução (punção para retirada do LA).

Dependendo das circunstâncias, procede-se à interrupção da gestação. A via de parto é determinada pelas condições obstétricas no momento da avaliação.

INTERVENÇÕES DE ENFERMAGEM

- Atentar para as queixas da gestante, analisando sinais e sintomas sugestivos de complicações e hemorragias.
- Atentar quanto aos cuidados referentes ao repouso absoluto.
- Manter a cabeceira do leito em decúbito elevado, para melhorar desconforto respiratório materno.
- Puncionar cateter venoso periférico, para hidratação e administração de medicamentos por via endovenosa.
- Realizar o controle diário do peso materno, principalmente em jejum.
- Monitorar rigorosamente sinais vitais, glicemia e edema.
- Prestar assistência durante a realização de procedimentos.

IMPORTANTE

Aliar as orientações acima às intervenções de enfermagem dos diagnósticos "Risco para infecção" (ver página 157), "Déficit de conhecimento" (ver página 158), "Medo/ansiedade" (ver página 159), "Integridade da pele prejudicada" (ver página 162), "Déficit no autocuidado para banho/higiene corporal e íntima" (ver página 163), "Mobilidade física prejudicada" (ver página 164) e "Risco para maternidade alterada" (ver página 165).

Condutas a sintomas comuns do período gestacional

Muitas das intercorrências apresentadas neste capítulo apresentam sintomas comuns, que se repetem. Mas nem sempre determinados sintomas, isolados, significam determinada doença ou intercorrência. Para isso existe o trabalho de investigação que resulta no diagnóstico da intercorrência – trabalho este que envolve a avaliação não só dos sintomas mas também de achados de exames (clínico, obstétrico e de imagens, entre outros).

Independentemente da complexidade e da gravidade da intercorrência a que possam estar relacionados, os sintomas representam um desconforto para a gestante, que muitas vezes podem impedi-la de realizar suas atividades normais.

Este capítulo é encerrado com um quadro resumo das condutas (médicas e de enfermagem) aplicadas às queixas mais comuns apresentadas pelas gestantes, em períodos variados da gravidez.

QUADRO 7.5 – Resumo de condutas para sintomas comuns da gravidez.

Sintomas	Condutas
Algia (dor) abdominal.	Inicialmente, certificar-se de que não estão ocorrendo contrações uterinas. Atentar quanto ao funcionamento adequado das funções intestinais. Realizar intervenção medicamentosa (a critério médico).
Alteração nas redes vasculares em membros inferiores (ocorrência de varizes).	Orientar a gestante para que evite permanecer em pé por períodos prolongados e que procure repousar com os membros inferiores elevados várias vezes ao dia. Orientar a gestante a evitar o uso de roupas apertadas e que dificultem o retorno venoso. Orientar a grávida a adotar o uso de meias de compressão, conforme orientação médica. Realizar intervenção medicamentosa (a critério médico).
Cãibras.	Realizar massagens no local afetado. Orientar a gestante a evitar exercícios excessivos.

(cont.)

Sintomas	Condutas
Cefaleia (dor de cabeça).	Inicialmente, certificar-se de que não estão ocorrendo alterações nos níveis pressóricos. Atentar quanto a fatores emocionais.
Desconforto respiratório.	No repouso da gestante, manter a posição de decúbito lateral esquerdo, para melhorar a descompressão em razão do volume abdominal e facilitar a circulação sanguínea. Manter a cabeceira do leito em decúbito elevado. Orientar a gestante para que, caso suspeite de desequilíbrio emocional e doenças no coração ou nos pulmões, procure o serviço médico. Realizar intervenção medicamentosa (a critério médico).
Flatulência, constipação.	Adotar dieta laxativa e rica em fibras para a gestante. Aumentar a ingesta hídrica da gestante. Restringir e evitar a ingesta de alimentos fermentativos pela gestante. Realizar intervenção medicamentosa (a critério médico).
Fraquezas e desmaios.	Adotar dieta fracionada para a gestante. Evitar movimentos bruscos de posição na gestante. Orientar a gestante para que, em caso de sensação de desmaio, deite-se, mantenha os membros inferiores elevados e respire pausadamente.

(cont.)

Sintomas	Condutas
Hemorroidas.	Adotar dieta laxativa e rica em fibras para a gestante. Aumentar a ingesta hídrica da gestante. Restringir e evitar a ingesta de alimentos fermentativos pela gestante. Atentar quanto à higiene na região anal, evitando o uso de papel higiênico, indicando banho após evacuação. Realizar intervenção medicamentosa (a critério médico).
Lombalgia (dor lombar).	Orientar a gestante quanto à postura adequada durante a posição sentada e ao caminhar. Orientar a gestante a adotar o uso de calçados confortáveis. Realizar intervenção medicamentosa (a critério médico).
Mastalgia (dor mamária).	Orientar a gestante a adotar o uso de sutiã com sustentação adequada. Orientar a gestante a iniciar exercícios específicos de preparo das mamas para lactação e amamentação. Orientar a gestante para que, caso suspeite de doença nas mamas, procure o serviço médico. Realizar intervenção medicamentosa (a critério médico).

(cont.)

Sintomas	Condutas
Náuseas e vômitos.	Adotar dieta fracionada para a gestante. Orientar a gestante a ingerir alimentos leves e evitar consumo excessivo de alimentos gordurosos, frituras, líquidos nas refeições e alimentos com odor forte.
Pirose (dor gástrica, azia).	Adotar dieta fracionada para a gestante. Orientar a gestante a evitar ingestão excessiva de alimentos gordurosos, frituras, café, chá preto, doces, bebidas alcoólicas. Orientar a gestante a abandonar o cigarro. Orientar a gestante a não deitar logo após as refeições. Realizar intervenção medicamentosa (a critério médico).
Sialorreia (produção excessiva de saliva).	Adotar dieta fracionada para a gestante. Orientar a gestante a ingerir alimentos leves e evitar consumo excessivo de alimentos gordurosos, frituras, líquidos nas refeições e alimentos com odor forte. Orientar a gestante a aumentar a ingesta hídrica.

(cont.)

Assistência ao parto 8

Ao dar entrada na maternidade, a gestante deve ser submetida à avaliação médica obstétrica para verificação de suas queixas, caso haja, e detecção de sinais de trabalho de parto.

Durante a consulta, o médico deve realizar os procedimentos a seguir.

▶ **Anamnese:** colher informações sobre o período gestacional, incluindo resultados de exames sorológicos e laboratoriais, identificação da idade gestacional e outras informações registradas na caderneta de gestante, caso a grávida a tenha. Nas situações em que não há um instrumento como a caderneta, a equipe deve obter as informações diretamente da gestante.

▶ **Exame físico:** questionar sobre as queixas apresentadas pela gestante, solicitar à enfermagem a verificação dos sinais vitais (pressão arterial, frequência cardíaca e respiração, temperatura e *score* de dor) e, quando possível, as medidas antropométricas (peso, altura).

▶ **Exame obstétrico:** realizar mensuração da altura uterina, ausculta do BCF, exame de toque via vaginal, amnioscopia[1] e amniocentese[2] quando indicados e controle da dinâmica uterina.

A equipe médica poderá também solicitar exame de cardiotocografia (registro gráfico da frequência cardíaca fetal e das contrações uterinas). Os resultados desse conjunto de ações nortearão as condutas seguras e adequadas à gestante.

As situações que podem ocorrer após a avaliação obstétrica são apresentadas na figura 8.1.

---

1 A amnioscopia consiste em exame realizado por via vaginal com o auxílio do aparelho amnioscópio, para avaliação do líquido amniótico. Esse procedimento pode ser realizado pelo médico obstetra ou por enfermeiro com titulação de obstetra.

2 Como já informado no capítulo 7, trata-se de exame realizado por meio de punção abdominal para realizar a coleta de LA com o objetivo de detectar e analisar doenças fetais. Esse procedimento é de competência exclusivamente médica.

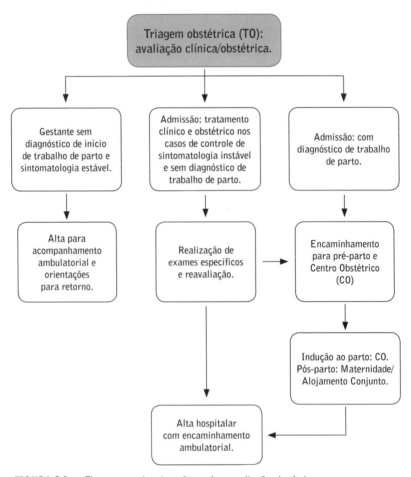

FIGURA 8.1 – Fluxograma das situações após a avaliação obstétrica.

O trabalho de parto é confirmado (ver página 227) quando a gestante apresenta pelo menos duas **contrações uterinas ritmadas**, dolorosas e presentes **a cada 10 minutos** e cuja duração seja **de 20 a 30 segundos**.

A determinação da via de parto mais adequada dependerá das condições clínicas e obstétricas da mãe e do feto, podendo ser vaginal (o chamado parto normal) ou abdominal (cesariana; ver página 223). Durante o processo de evolução do parto, a mulher deve ser atendida de modo humanizado por toda a equipe.

A expressão popularmente conhecida como "parto natural" é utilizada para o parto vaginal em que não há ações como administração de medicamentos, por exemplo. Podem também ser utilizadas banheiras, nas quais a mulher dá à luz. Todo parto natural, portanto, é um parto vaginal, mas nem todo parto vaginal se enquadra na definição de parto natural.

Já a expressão "parto humanizado" compreende um conceito muito mais amplo, que é o atendimento que prioriza as necessidades do trinômio (mãe/feto/pai). Por isso, um parto humanizado pode ser tanto um parto vaginal como uma cesárea, praticados sob esse princípio da humanização. No entanto, no uso popular, a expressão "parto humanizado" acabou sendo mais associada a partos por via vaginal com ações médicas mínimas ou mesmo ausentes.

Em relação às intervenções de enfermagem, elas sempre terão como base o protocolo institucional. Mas vale ressaltar que em algumas situações o parto vaginal no conceito de "parto natural" ocorre, por decisão da gestante, em sua própria residência – fora, portanto, de uma assistência atrelada a protocolos, que é o foco deste livro.

Parto vaginal

Para que o parto vaginal ocorra, devem-se levar em conta alguns aspectos:
- o feto deve apresentar dimensões compatíveis com o canal de parto;
- a pelve materna deve apresentar dimensões compatíveis com o feto;
- as contrações devem ser eficientes e exercer adequadamente a força para garantir a dilatação do útero e a expulsão fetal.

O mecanismo do parto vaginal consiste na evolução das etapas do processo de parturição:
- insinuação;
- flexão do polo cefálico (a cabeça do feto);
- descida;
- rotação interna;
- deflexão;[3]
- rotação externa.

---

3 Deflexão se refere a uma alteração da posição natural de algo ou alguém. No parto, é o momento em que o feto posiciona o queixo próximo ao tórax para encaixar o polo cefálico no canal de parto e direcionar-se para a saída do canal vaginal.

Na **insinuação**, o feto gradativamente inicia a descida do polo cefálico pela pelve materna. Na parte superior da pelve, o feto realiza a **flexão** da cabeça para ingressar no interior da pelve. Esse processo se deve às contrações uterinas. Nesse momento, denomina-se que o feto está "encaixado". Progressivamente, o feto faz a **descida** para o interior da pelve e simultaneamente realiza o movimento de **rotação interna**, atingindo a região perianal materna. Nesta fase, a cabeça desfaz a **deflexão**, forçando sua saída pela vagina, e realiza a **rotação externa**, permitindo que ombros e o restante do corpo saiam também.

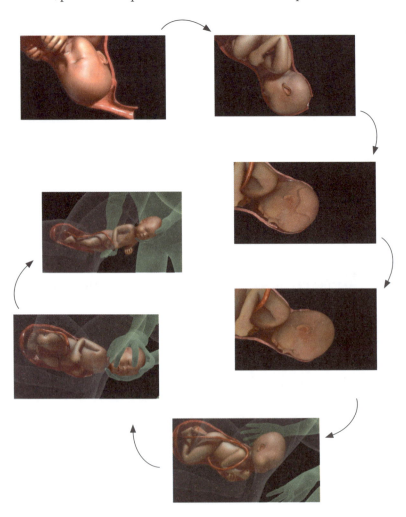

FIGURAS 8.2A A 8.2G — Evolução do parto vaginal.

Após o nascimento, inicia-se o período de desprendimento dos anexos placentários e da membrana amniótica para fora do útero.

Parto cesariana

A cesárea consiste na extração fetal por meio de intervenção cirúrgica na qual é realizada uma incisão na região acima da sínfise púbica[4] e outra na musculatura uterina. Esse procedimento ocorre sob efeito anestésico (raquianestesia, peridural e duplo bloqueio, ou seja, raquiperidural). A utilização da anestesia geral é empregada somente em casos especiais e excepcionais, conforme avaliação médica.

O parto cesariana é **indicado** em casos de desproporção cefalopélvica, apresentações fetais anômalas (ver páginas 224-226), sofrimento fetal, intercorrências gestacionais (patologias maternas/fetais) e gestação múltipla com riscos, entre outras intercorrências com complexidade que impossibilitem o parto por via vaginal.

Este tipo de parto é **contraindicado** em caso de óbito fetal (para evitar a incisão cirúrgica, possibilitando que a gestante tenha uma recuperação menos traumática) e nas situações de patologias que impeçam realização de procedimento cirúrgico na região abdominal.

Apresentações do bebê

APRESENTAÇÃO CEFÁLICA

Essa é a apresentação ideal e a mais comum (corresponde a cerca de 96% dos bebês). O feto apresenta-se de cabeça para baixo, ou seja, com o polo cefálico em direção à sínfise púbica, com o dorso (que equivale à "coluna" do feto) à direita ou à esquerda da mãe. E nesses dois casos o feto pode estar voltado para a região anterior (nuca do bebê "apoiada" na coluna materna) ou posterior (nuca apontando para a pelve).

---

4   A sínfese púbica (ou pubiana) consiste na articulação que une os ramos direito e esquerdo do osso pubiano.

O feto se movimenta ao longo do período gestacional, porém costuma adotar a posição cefálica de forma definitiva por volta da 34ª ou da 35ª semana de gravidez.

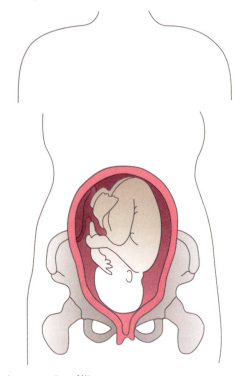

FIGURA 8.3 – Apresentação cefálica.

No entanto, a apresentação cefálica pode apresentar anomalias. São as chamadas **apresentações cefálicas defletidas** – situações em que a cabeça do bebê se apresenta "flexionada para trás" em relação ao canal de parto, em graus que variam de I a III:

▶ **apresentação cefálica defletida de 1º grau ou bregmática:** nesta situação, é o bregma do feto (fontanela anterior ou "moleira") que se encaixa no canal de parto.
▶ **apresentação cefálica defletida de 2º grau ou fronte:** nesta situação, é a fronte do feto que se apresenta no canal de parto;
▶ **apresentação cefálica defletida de 3º grau ou de face:** nesta situação, é a face do feto que se apresenta no canal vaginal.

Essas apresentações cefálicas anômalas podem dificultar ou mesmo impossibilitar o parto vaginal, levando à realização de cesárea.

APRESENTAÇÃO PÉLVICA

É a apresentação popularmente conhecida como "bebê sentado" e ocorre em cerca de 3,5% das gestações.

A apresentação pélvica pode ser:
- **completa:** nesta situação, o feto tem os dois joelhos dobrados, como se estivesse sentado com as pernas cruzadas;
- **incompleta:** nesta situação, o feto fica com uma perna para cima e outra para baixo;
- **manifesta:** nesta situação, o feto está com as duas pernas para cima. É popularmente chamada de cócoras.

Embora seja possível realizar o parto vaginal em caso de apresentação pélvica, esta situação ainda é uma indicação forte para a realização de cesárea.

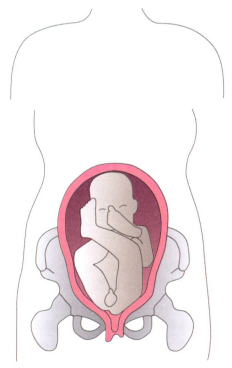

Figura 8.4 – Apresentação pélvica.

APRESENTAÇÃO CÓRMICA

A palavra córmica se refere a ombros. Esta apresentação também é chamada de transversal, porque o feto se encontra "atravessado" no útero, com os ombros apoiados na pelve materna. A cesárea se torna obrigatória.

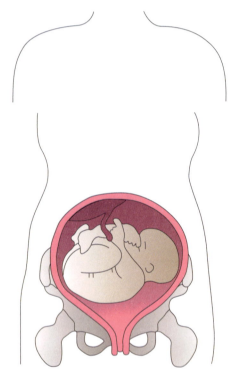

FIGURA 8.5 – Apresentação córmica.

Parto fórceps

Consiste na realização do parto por via vaginal com manobras utilizando instrumental (fórceps de Simpson, fórceps de Kielland e fórceps de Piper) que é posicionado na cabeça do feto, para auxiliar a saída. O tipo de fórceps a ser utilizado dependerá da apresentação do polo cefálico e da altura de sua localização na pelve materna.

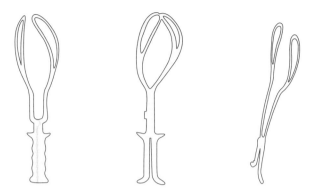

FIGURA 8.6 – Fórceps de Simpson (à esquerda), de Kielland (no centro) e de Piper (à direita).

O emprego desse procedimento somente possui efetividade caso seja favorável para o feto, para a mãe ou para ambos. Entre as **indicações** podemos citar sofrimento fetal, parada da progressão da descida do feto e doenças maternas em que o esforço possa trazer situações desfavoráveis (cardiopatias, doenças pulmonares, hipertensão, gestantes portadoras de doenças psiquiátricas/mentais).

Os **riscos** estão associados a manobras não executadas de maneira adequada, como traumas fetais (marcas faciais, edema excessivo ou prolongado ao redor da cabeça, lesões de pele, lacerações faciais, arranhões, hematomas, danos aos músculos faciais, fratura de crânio, ocorrência de desalinhamento da vértebra do pescoço) e maternos (lesão perineal ou cervical, laceração da vagina e do reto, ruptura do esfíncter anal e lesões no assoalho pélvico).

Diagnóstico do trabalho de parto

Para que ocorra a confirmação do trabalho de parto, é preciso avaliar a presença de dinâmica uterina, a efetividade das contrações, a presença do tampão mucoso, a dilatação do colo uterino e o rompimento das membranas amnióticas. Um diagnóstico não preciso pode acarretar internações precoces e condutas inadequadas.

QUADRO 8.1 – Sinais do trabalho de parto.

Sinal	Observações
Presença de dinâmica uterina.	Proporciona ao profissional a possibilidade de identificar a presença das contrações uterinas, bem como mensurar a intensidade delas e a frequência com que ocorrem. Deve-se posicionar a mão sobre o fundo uterino (localizado na parte superior do abdome) e, com o auxílio de um relógio (tempo de 10 minutos), marcar o número de contrações e a duração, bem como avaliar a intensidade.
Contrações uterinas.	Tidas como sinal clássico de trabalho de parto, as contrações devem ser dinâmicas, com intensidade dolorosa elevada, associadas a sensação de peso e incômodo na pelve. A gestante deve apresentar duas contrações de 10 em 10 minutos, com duração de 20 a 30 segundos cada. O obstetra deve acompanhar essa evolução por no mínimo 30 minutos, para conclusão do diagnóstico.
Tampão mucoso.	A presença de muco amarelado com pigmentação sanguínea na cavidade vaginal ou exteriorizado pode ser considerada sinal característico de início de trabalho de parto.
Dilatação do colo uterino.	Considerado sinal indispensável para diagnosticar o efetivo trabalho de parto, a dilatação do colo uterino pode ser detectada pelo toque vaginal. Com esse exame, o obstetra avalia o percentual de dilatação e a extensão em centímetros do orifício interno do útero para possibilitar a saída do feto da cavidade uterina.

(cont.)

Sinal	Observações
Ruptura das membranas amnióticas.	Achado importante para auxiliar no diagnóstico do trabalho de parto, este é o rompimento espontâneo da bolsa d'água. É possível visualizar perdas do líquido amniótico por via vaginal. Em alguns casos, mesmo em franco trabalho de parto, a membrana amniótica apresenta-se íntegra. Em casos assim, há a necessidade de rompimento por mecanismo artificial (amniotomia) com o auxílio de um rompedor de membrana.

Indução do trabalho de parto

Parto induzido corresponde ao parto que necessita de intervenções medicamentosas ou adoção de manobras para estimular sua evolução.

As **indicações** podem estar relacionadas a causas maternas e fetais.

▶ **Causas maternas:** patologias clínicas de difícil controle, como hipertensão, diabetes, nefropatias e alterações cardíacas, entre outras consideradas complexas.

▶ **Causas fetais:** insuficiência placentária, macrossomia fetal, óbito fetal, anomalias fetais incompatíveis com a vida e retardo do crescimento intrauterino, entre outras de alta complexidade.

A indução é **contraindicada** nos casos de suspeita de sofrimento fetal, hiperdistensão uterina, cesariana anterior, gestantes multíparas, desproporção cefalopélvica, apresentação fetal anormal, placenta prévia e prolapso de cordão, entre outros. No diagnóstico dessas ocorrências, a via de escolha para o parto deve ser a cesariana.

Técnicas para indução do parto

Entre as técnicas utilizadas para induzir o parto podem ser adotados procedimentos:

- **não invasivos:** realização de exercícios terapêuticos como agachamento e utilização de bola e do aparelho apelidado de "cavalinho", além de massagens para estimular e proporcionar relaxamento à gestante;
- **invasivos:** administração de fármacos na região do colo uterino e endovenosos para promover dilatação e contração.

INTERVENÇÕES DE ENFERMAGEM

- Monitorar as queixas álgicas (dor) da gestante.
- Controlar rigorosamente a infusão dos fármacos utilizados para a indução.
- Acompanhar a avaliação da gestante e do feto, auxiliando a equipe médica quando necessário.
- Proporcionar ambiente tranquilo e confortável para a gestante e os familiares.
- Atentar para a presença e a intensidade das contrações uterinas.
- Atentar para as perdas vaginais.
- Tranquilizar a gestante e os familiares, orientando-os sobre os procedimentos adotados e resultados esperados.

Etapas do processo de parturição

O processo do parto pode ser dividido em quatro períodos específicos:
- período de dilatação;
- período expulsivo;
- período de dequitação ou secundamento;
- período de observação/quarto período/período de Greenberg.

INTERVENÇÕES DE ENFERMAGEM

Para todos os períodos que envolvem o parto, existem **cuidados gerais** que precisam ser executados pela equipe de enfermagem (em geral, enfermeiros obstetras e auxiliares). Esses cuidados gerais são os apresentados a seguir.

- Estar sensibilizado à humanização do atendimento, visando ao bem-estar do trinômio.
- Oferecer apoio emocional à gestante e ao acompanhante, sempre que necessário.
- Monitorar os sinais vitais, atentando para a presença de quaisquer alterações.
- Cumprir as orientações da Comissão de Controle de Infecção Hospitalar (CCHI) e do Serviço Especializado em Engenharia de Segurança e em Medicina do Trabalho (SESMT) sobre precauções e uso de equipamentos de proteção individual (EPIs).
- Circular a sala para a equipe de obstetras/anestesistas; abrir e oferecer campos/materiais estéreis, conforme a técnica asséptica preestabelecida.
- Preparar a mesa de parto, organizando todos os materiais e instrumentais necessários para o procedimento.
- Preparar a unidade de calor radiante (berço aquecido) e os materiais necessários para o recebimento do recém-nascido.
- Registrar todos os procedimentos realizados no pré-parto, no parto e no puerpério imediato em prontuário e impressos específicos do setor, conforme o protocolo institucional.

Período de dilatação

Consiste no primeiro período do trabalho de parto e inicia-se com a presença das contrações uterinas intensas e progressivas, conforme descrito anteriormente. Este é o chamado pré-parto.

Nesta fase, pelo toque vaginal podem ser observadas a perda do tampão mucoso, a dilatação do colo uterino e a diminuição da região correspondente à entrada do útero. A dilatação do colo uterino ocorre progressivamente até desaparecer, com o surgimento total do polo cefálico. Ou seja, o final desse período ocorre quando o colo uterino não pode mais ser percebido, durante o toque vaginal, ao redor da cabeça do feto, indicando que a dilatação está completa.

Este período apresenta dois momentos importantes: a fase de latência e a fase ativa.

▶ **Fase de latência:** caracterizada por contrações de intensidade mediana, duração de intervalos variando de 3 a 4 minutos, dilatação de aproximadamente 1 cm/h e progressão lenta do feto para o canal de parto.

▶ **Fase ativa:** ocorrem o aumento e a efetividade das contrações; são três a quatro contrações de 10 em 10 minutos, com intensidade dolorosa, duração mais intensa e aumento na dilatação do colo.

 INTERVENÇÕES DE ENFERMAGEM

Na **fase de latência**, o profissional de enfermagem não desempenha ações específicas, permanecendo sempre de vigia, **acompanhando o processo** e oferecendo apoio emocional para a parturiente.

Na **fase ativa**, compete à equipe de enfermagem o acompanhamento da **evolução do parto**. O auxiliar de enfermagem (ou o técnico, em instituições nas quais esse profissional esteja presente) deve permanecer na sala de pré-parto, para acompanhar e monitorar todas as reações apresentadas pela parturiente, comunicando ao enfermeiro obstetra ou ao médico alterações que indiquem a proximidade do parto, conforme já citado anteriormente. Esse acompanhamento inclui as ações a seguir.

▶ Receber e admitir a gestante, conferindo o prontuário e a pulseira de identificação.

▶ Atentar para a dieta oferecida e a necessidade de jejum por via oral nos momentos que antecedem o parto. Esse cuidado apresenta especificações de acordo com o protocolo institucional.

- ▶ Puncionar cateter venoso periférico, para a administração de eletrólitos e medicamentos, conforme prescrição médica.
- ▶ Atentar quanto à coleta de exames laboratoriais: tipagem sanguínea, sorologias (hepatites, sífilis-VDRL e anti-HIV) e outros conforme solicitação médica. Acompanhar o retorno dos resultados e comunicar a equipe médica.
- ▶ Estimular e acompanhar a deambulação (movimentação) da parturiente, para facilitar a descida do feto para o canal de parto e, consequentemente, promover o aumento da dilatação do colo uterino.
- ▶ Orientar a parturiente a realizar mudanças de decúbito quando estiver em repouso no leito, proporcionando alívio da dor e conforto físico.
- ▶ Orientar a parturiente sobre a importância de estabelecer a respiração adequada durante a ocorrência das contrações marcantes.
- ▶ Acompanhar a fase de evolução da dilatação, para proporcionar medidas de conforto e tranquilizar a parturiente no momento mais doloroso desta fase.
- ▶ Oferecer orientações à parturiente e auxiliá-la sobre técnicas que promovam o relaxamento, como a realização de massagens na região dorsal/lombar e a manutenção da respiração de forma lenta e profunda, principalmente no momento das contrações.
- ▶ Atentar para os cuidados de higiene íntima e corporal. Durante a evolução do trabalho de parto, a parturiente apresenta sudorese intensa e perda de secreções por via vaginal, necessitando de banhos frequentes para promoção de bem-estar, relaxamento e higiene.
- ▶ Encaminhar a parturiente para o banho e associar a aplicação de massagens relaxantes.
- ▶ Intensificar a atenção quanto à higiene em caso de rompimento (artificial ou espontâneo) das membranas amnióticas.
- ▶ Monitorar as perdas vaginais (sangue e líquido amniótico), bem como eliminações vesicais (urina) e intestinais (fezes), atentando para características e quantidade. A observação e o acompanhamento dessas eliminações são de suma importância, pois, em razão da evolução do trabalho de parto, a parturiente pode apresentar

retenção urinária. Além disso, com a aproximação do parto, a mulher pode verbalizar o desejo de evacuar em decorrência do aumento da pressão do polo cefálico no interior do canal vaginal e no reto.

▶ Realizar a tricotomia, conforme protocolo institucional.

▶ Auxiliar o profissional que realizará o parto a se paramentar.

▶ Solicitar a presença do anestesiologista, a critério médico.

▶ Monitorar os sinais vitais maternos e registrar em impresso próprio.

Período expulsivo

Consiste no período mais crítico do trabalho de parto, pois ocorre a expulsão fetal. As intervenções obstétricas e de enfermagem adequadas garantem a segurança da evolução do processo. Este período está no chamado intraparto.

O mecanismo da expulsão fetal envolve:

▶ a insinuação e a descida fetal citados anteriormente;

▶ administração de anestesia local[5] para realização da episiotomia[6] (quando indicada);

▶ exteriorização da cabeça e do corpo;

▶ pinçamento;

▶ secção do cordão umbilical.

A evolução deste período ocorre de maneira rápida e intensa, pois é formado por eventos intensamente dolorosos para a mãe e delicados para a equipe obstétrica e de enfermagem, em razão dos riscos envolvidos.

5　Realizada por médico ou por enfermeiro obstetra.

6　A episiotomia consiste em uma incisão efetuada na região do períneo (área muscular entre a vagina e o ânus) para ampliar o canal de parto. Esse procedimento é realizado pelo profissional que está conduzindo o parto (médico ou enfermeiro obstetra).

INTERVENÇÕES DE ENFERMAGEM

- Orientar a parturiente e o acompanhante sobre a evolução do trabalho de parto.
- Conduzir a parturiente à sala de parto e posicioná-la de acordo com a indicação do parto (vaginal ou abdominal).
- Atentar quanto às medidas de segurança, como levantar grades laterais da mesa de parto, verificar funcionamento dos equipamentos cirúrgicos e manter atenção quanto às solicitações da equipe em sala de parto.
- Incentivar de modo positivo e frequente a parturiente durante o parto, orientando sobre a realização da respiração eficaz.
- Preencher os impressos da sala de parto com as informações completas sobre o nascimento e as intercorrências maternas e fetais, bem como as condutas adotadas. Identificar a equipe responsável pela assistência (nome, função, CRM, Coren). Identificar os kits de instrumentais cirúrgicos e insumos utilizados durante o procedimento em prontuário e impressos próprios, conforme protocolo institucional.
- Atender às solicitações da equipe obstétrica durante o procedimento.
- Após o nascimento, realizar a identificação do RN, colocando as pulseiras devidamente identificadas no bebê e no braço da mãe, orientando-a sobre o procedimento e certificando-se de que ela mesma conferiu os dados de todas as pulseiras. (Para os cuidados específicos ao recém-nascido, ver página 252.)
- Colher sangue do cordão umbilical, seguindo rotina preestabelecida.

Período de dequitação ou secundamento

Este período – ainda no intraparto – corresponde à saída da placenta e das membranas amnióticas após a expulsão do feto. (Logo depois que a placenta sai já se considera como início do pós-parto.) O tempo fisiológico para essa saída é de aproximadamente 30 minutos, podendo haver variações. Quanto maior a duração do evento, maior a possibilidade de complicações.

As contrações uterinas são fatores primordiais para possibilitar a expulsão desses anexos. Após a saída dos anexos, o profissional que está conduzindo o parto (médico ou enfermeiro obstetra) realiza a avaliação de todas as estruturas, para verificar a integridade e detectar possíveis anormalidades na coloração e no odor (sinais de processos infecciosos).

Além disso, ocorrem:
- revisão do canal de parto;
- realização de episiorrafia;[7]
- sutura das lacerações do canal de parto (quando presentes).

 INTERVENÇÕES DE ENFERMAGEM

O período de secundamento em geral é rápido. As ações de enfermagem consistem na continuidade da assistência prestada nas etapas anteriores, com algumas ações específicas.
- Pesar a placenta e anotar o peso na ficha obstétrica.
- Auxiliar na realização do curativo em ferida operatória, em caso de parto cesariana.
- Atender às solicitações da equipe.
- Acompanhar e observar a evolução da parturiente.
- Administrar medicamentos conforme prescrição médica.

---

7 A episiorrafia consiste na sutura das camadas do períneo, feita pelo médico ou pelo enfermeiro obstetra.

Período de observação/quarto período/período de Greenberg

O período de observação (ou quarto período, ou período de Greenberg) corresponde à fase após a saída da placenta e das membranas amnióticas. Termina quando passam os riscos imediatos da parturição.

O tempo estimado para esse período é de 1 hora após a expulsão fetal, mas pode chegar a 6 horas em determinados casos.

Os procedimentos realizados pelo obstetra ou pelo enfermeiro obstetra nesse período são:
- correção das intercorrências (quando presentes);
- acompanhamento e monitorização de sinais vitais, perdas vaginais (controle do fluxo sanguíneo), involução uterina;
- detecção de possíveis alterações do nível de consciência materna e de sinais sugestivos de choque hipovolêmico, entre outros sinais e sintomas que possam sugerir complicações puerperais.

INTERVENÇÕES DE ENFERMAGEM

No **pós-parto imediato** (que corresponde ao período de observação/quarto período/período de Greenberg), a enfermagem executa as ações a seguir.
- Atentar para a presença das eliminações vesicais (urina) após o parto.
- Acompanhar a involução uterina em razão de risco de atonia uterina ao final do quarto período (no qual o útero deve estar contraído na linha mediana ou abaixo da cicatriz umbilical). Caso esse processo apresente alterações, a equipe obstétrica deve ser acionada.
- Observar e acompanhar a formação do globo de segurança de Pinard. Esse globo se forma no momento em que ocorre um coágulo de sangue no útero após o parto, auxiliando na cicatrização de pequenas lesões dos vasos sanguíneos que irrigavam a placenta, agindo como um tampão no ponto no qual a placenta estava inserida, evitando a ocorrência de hemorragias.

- Realizar o controle rigoroso do sangramento por via vaginal, pois nesse período há grande risco de a parturiente apresentar hemorragia, evoluindo para complicações severas.
- Realizar a troca do forro da região perineal e/ou da roupa de cama, para manter a higiene e o controle do sangramento.
- Manter acesso venoso calibroso, para administração de medicamentos.
- Após o término do procedimento de parto, manter a sala em ordem: descartar os resíduos gerados em locais corretos; encaminhar instrumentais devidamente conferidos para expurgo/Central de Material de Esterilização (CME); realizar a conferência de compressas cirúrgicas utilizadas durante o procedimento e, então, descartá-las.
- Verificar e registrar os sinais vitais pós-parto conforme prescrito, para a posterior liberação da puérpera, de acordo com as rotinas estabelecidas pela instituição.
- Realizar limpeza terminal na sala cirúrgica após cada parto, repondo os materiais, acessórios e medicamentos.

No **pós-parto mediato** (depois do término do parto), a enfermagem desempenha um papel fundamental de observação e acompanhamento da evolução clínica da puérpera.

Entre as ações, é possível citar as apresentadas a seguir.

- Proporcionar um ambiente tranquilo e acolhedor para o binômio.
- Posicionar a puérpera de modo que se sinta confortável.
- Manter o leito com as grades elevadas, para prevenir quedas.
- Manter a campainha ao alcance da puérpera, a fim de que ela possa chamar a equipe quando necessário.
- Monitorar as queixas referidas pela puérpera (dúvidas, medos, dor ou outros relatos).
- Monitorar sinais vitais, estado do nível de consciência, queixas referidas, sinais de choque hipovolêmico, reações alérgicas e outros aspectos, para detecção de eventuais complicações puerperais. Registrá-los em prontuário.
- Manter o controle rigoroso do sangramento por via vaginal, pois existe grande risco de a parturiente apresentar hemorragia capaz de evoluir para complicações severas.

- Aplicar compressas frias na região perineal em caso de edema local.
- Em caso de parto cesariana, atentar para o curativo na região da incisão cirúrgica, acompanhando sinais de sangramento.
- Ainda em caso de cesárea, acompanhar o retorno da sensibilidade nos membros inferiores e atentar para sinais de ingurgitamento venoso, hiperemia local e dor, pois podem sugerir incidência de trombose venosa.
- Acompanhar a gestante ao se levantar, pois pode haver hipotensão (queda da pressão arterial) postural.
- Encaminhar e auxiliar a puérpera durante o banho, fornecendo orientações sobre a higiene íntima adequada e os cuidados com a ferida operatória, seja parto vaginal ou cesariana.
- Realizar a higiene íntima da puérpera e a troca dos forros sempre que necessário (em razão da perda sanguínea por via vaginal).
- Orientar a gestante sobre os cuidados com o recém-nascido, estimulando-a a verbalizar seus medos, inseguranças e dúvidas. Utilizar linguagem simples, clara e compreensível.
- Acompanhar a aceitação da puérpera em relação ao RN; observar a interação entre mãe e bebê.
- Incentivar e acompanhar o aleitamento materno na primeira hora de vida. Esta ação é de suma importância, pois melhora a interação mãe-bebê e reduz o risco de hemorragia materna pós-parto (ver páginas 237-238).
- Estimular o aleitamento em todo o período de hospitalização, monitorando eventuais dificuldades maternas e do RN.
- Ofertar alimento e líquidos à puérpera, desde que ela esteja em condições de se alimentar.
- Acompanhar a aceitação da dieta e a hidratação, conforme prescrito.
- Estimular a deambulação, para promover o retorno da circulação venosa eficaz.
- Atentar para os resultados de exames pendentes.
- Administrar medicamentos conforme prescrição médica.
- Estimular a presença do acompanhante (conforme o preconizado pelo protocolo institucional).

Puerpério

Esta fase corresponde ao período entre a fase final da dequitação e o retorno fisiológico do organismo materno (ou seja, até a mulher voltar às condições pré-gestacionais).

O puerpério é marcado por adaptações psicoemocionais à nova condição de vida envolvendo mãe, recém-nascido e familiares. Pode ser estruturado em três fases, com particularidades distintas: **imediato**, **tardio** e **remoto**.

QUADRO 8.2 – Fases do puerpério.

Fase	Características e assistência necessária
Puerpério imediato.	1º ao 10º dia pós-parto. A assistência deve considerar que é o período marcado por adaptação da mulher à nova condição de vida e por modificações no organismo materno, em razão do processo de retorno à situação pré-gravídica.
Puerpério tardio.	11º ao 42º dia pós-parto. A assistência deve ser empregada para acompanhar e evolução clínica e ginecológica da puérpera. É imprescindível a orientação sobre os métodos contraceptivos adequados e complementação de vacinas.
Puerpério remoto.	Segundo estudiosos, pode variar entre o 42º e o 45º pós-parto. Devem ser reforçadas orientações sobre métodos contraceptivos e vacinação.

Fonte: Cabral et al. (2002) e Carvalho (2007).

Puerpério imediato (do 1º ao 10º dia após o parto)

Esta fase se apresenta cercada de transformações no organismo da puérpera, em que pode ser considerado um alto nível de situações críticas em decorrência da adaptação às condições pré-gestacionais.

Com o término do parto, a mulher entra em uma fase pós-estresse na qual se observam exaustão, sonolência, sudorese, sensação de calafrios, sede, dor na incisão cirúrgica (regiões vaginal ou supra púbica), cólicas no baixo ventre em razão da atividade uterina intensa durante a expulsão fetal, formigamento e dormência principalmente em membros inferiores e região perianal. As intervenções medicamentosas devem ser adotadas para promover alívio e conforto.

Ocorrem alterações degenerativas e regenerativas no útero, na vulva, na vagina, na região perianal e nas mamas, além de alterações sistêmicas.

INVOLUÇÃO UTERINA

Após a expulsão da placenta, ocorre a contração uterina, permanecendo ao nível da cicatriz umbilical. Com o passar dos dias, o útero apresenta-se indolor à palpação. Aproximadamente após o 10º dia, não é mais perceptível a palpação. Depois de 5 a 6 semanas, o útero atinge seu tamanho normal.

O colo uterino inicia o processo de redução da dilatação. A camada superficial da cavidade uterina se desprende, ocasionando a descamação endometrial e originando a liberação dos lóquios (perdas de sangue, muco e tecidos por via vaginal).

As características esperadas dos lóquios podem ser definidas pela coloração:

- ▶ **rubra:** lóquio vermelho vivo, entre o 2º e o 3º dia após o parto;
- ▶ **fúscia:** lóquio vermelho escuro, entre o 3º e o 4º dia após o parto;
- ▶ **flava:** lóquio amarelado, entre o entre o 5º e o 10º dia após o parto;
- ▶ **alba:** lóquio de coloração esbranquiçada ou serosa, com duração do 11º dia após o parto até cessar.

Qualquer ocorrência de desenvolvimento patológico ou infeccioso envolvendo a estrutura uterina resulta em alteração no aspecto dos lóquios, tornando-os purulentos e com odor fétido.

VULVA, VAGINA E REGIÃO PERIANAL

Nas primeiras horas, a puérpera pode desenvolver edemas e hiperemia na vulva, na vagina e na região perianal. Essas alterações estão relacionadas ao trauma das partes moles envolvidas na expulsão fetal.

Essas estruturas apresentam involução gradativa em relação ao tamanho e à coloração. Esse processo ocorre em razão da diminuição dos níveis hormonais. No período de 6 a 10 semanas, atingem a condição normal.

MAMAS

O colostro está presente desde a fase final da gestação e permanece nos primeiros dias após o nascimento. Serve de fonte nutricional, oferece imunização passiva, atua como laxante e proporciona limpeza do trato gastrointestinal do recém-nascido.

Por volta do 3º dia após o parto, ocorre a apojadura (descida do leite). Em razão dos fatores de adaptação do RN ao aleitamento, pode acontecer a congestão dos ductos mamários, favorecendo o ingurgitamento, que exige a extração do excesso de leite para evitar complicações como mastite.

Nesse momento, deve-se estimular o processo de amamentação contínua, para que o organismo possa produzir a quantidade suficiente ao RN e evitar os desconfortos citados.

ALTERAÇÕES SISTÊMICAS

A maioria das alterações sistêmicas desaparece com a evolução do período puerperal, porém alguns sistemas podem ter esse retorno mais lentamente.

Deve-se atentar para os casos de leucocitose, aumento dos granulócitos e permanência na elevação das plaquetas, pois esses elementos fazem parte do processo de coagulação, podendo levar à ocorrência de fenômenos tromboembólicos.

INTERVENÇÕES DE ENFERMAGEM

- Em caso de ambiente hospitalar, puncionar cateter venoso periférico, para a administração de medicamentos, conforme prescrição médica.
- Atentar para o resultado de sorologias e tipagem sanguínea, a fim de que sejam tomadas as condutas cabíveis em casos de alterações.
- Monitorar eliminações vesicais (urina) e intestinais (fezes).
- Monitorar sinais vitais, atentando para alterações sugestivas de complicações e infecção.
- Acompanhar as perdas vaginais, atentando para sinais de hemorragia ou infecções.
- Estimular a deambulação, para estabelecimento da circulação vascular.
- Incentivar a amamentação contínua e adequada, observando pega correta, sucção eficaz e aceitação da mãe e do RN (ver página 270).
- Orientar sobre a higiene íntima e corporal (neste cuidado, a puérpera deve ser orientada a evitar o uso de creme hidratante nas mamas e perfumes fortes, pois podem comprometer o processo de amamentação).
- Orientar a puérpera no momento da alta sobre os cuidados gerais, como:
  - cuidados de higiene íntima e corporal;
  - cuidados com as mamas, como banho de sol para prevenção de fissura mamilar;
  - adoção de alimentação saudável;
  - importância do sono e do repouso,
  - cuidados com a ferida operatória;
  - importância de realizar caminhadas para facilitar o retorno venoso, o fortalecimento da musculatura uterina e abdominal e a melhora do funcionamento intestinal;
  - importância do retorno às consultas ginecológicas;
  - abstinência sexual por aproximadamente 4 semanas após o parto, por ser o período em que o organismo está voltando à sua normalidade;
  - cuidados gerais com o RN: amamentação adequada; banho; troca de fraldas quando o bebê urinar ou defecar; limpeza do coto umbilical utilizando álcool a 70%.

Puerpério tardio (do 11º ao 42º dia após o parto)

No puerpério tardio, a assistência deve ser empregada para acompanhar e evolução clínica e ginecológica da puérpera.

Nesse período podem surgir complicações como febre puerperal, anormalidades no processo de involução uterina, permanência de restos placentários na cavidade uterina, presença de hematoma em partes moles (em razão do parto vaginal), infecção, mastite, trombose venosa profunda (necessita de intervenção de anticoagulação, com dose de ataque e manutenção), hipogalactia (volume de leite insuficiente para as necessidades do RN), cistite (infecção no trato urinário) e depressão pós-parto.

O acompanhamento durante essa fase possibilita a detecção dessas anormalidades, propiciando a adequada terapêutica para corrigir complicações e evitar agravos à saúde materna. De modo geral, o tratamento deve ser instalado em casos de intercorrências, com retornos para reavaliação.

É imprescindível a orientação sobre vacinas pendentes e métodos contraceptivos, pois não são incomuns os casos de mulheres que voltam a engravidar no puerpério, às vezes por falta de informação sobre a relação entre amamentação e contracepção. É sabido que em até 6 meses após o parto, desde que o bebê esteja sendo exclusivamente alimentado pelo leite materno (nem mesmo água), a mulher não menstrua e está protegida de eventual gravidez. É no período de transição da alimentação do bebê (inclusão de água e papinhas), muitas vezes coincidindo com o retorno da mulher às atividades profissionais, que pode ocorrer uma nova gravidez não planejada. Os métodos contraceptivos (com suas características e indicações) foram apresentados no capítulo 2 (ver página 30).

Puerpério remoto (entre o 42º e o 45º dia após o parto)

Neste período, algumas mulheres retornam às suas atividades rotineiras e encontram-se adaptadas à nova condição de vida envolvendo a maternidade, principalmente aquelas que já tenham tido outros partos.

Em termos clínicos, não é aconselhável que voltem às atividades extradomiciliares antes de se completarem 6 semanas após o parto, em razão de o organismo ainda não estar totalmente recuperado do processo da gravidez.

Devem ser reforçadas as orientações referentes a amamentação, contracepção e complementação de vacinas.

Enfermagem em neonatologia 9

A neonatologia consiste no estudo do recém-nascido (RN ou neonato) desde o momento do nascimento até completar 4 semanas de vida, ou seja, 28 dias de nascido. A atuação da equipe de profissionais da saúde deve ser cercada de atenção, pois a chegada do bebê é repleta de grandes expectativas e sentimentos por parte dos pais e familiares.

O conjunto de ações prestadas ao RN envolve médico neonatologista ou pediatra e equipe de enfermagem (enfermeiros, técnicos e auxiliares). Essas ações visam contribuir para a manutenção das condições favoráveis de transição da vida intrauterina para o ambiente externo.

Nomenclatura em neonatologia

Existem alguns termos e expressões peculiares na neonatologia. Aqui são apresentados os mais utilizados.

▶ **Nascido vivo:** refere-se ao recém-nascido que apresenta condições de vida, como batimentos cardíacos e movimentos respiratórios e motores após a saída da cavidade uterina.

▶ **Óbito fetal:** corresponde à ocorrência de morte do feto ainda em cavidade uterina (ausência total dos sinais de batimentos cardíacos e de atividade respiratória e motora). Essa condição independe de período gestacional ou da duração da gravidez.

▶ **Natimorto:** refere-se ao nascimento do feto morto, com peso igual ou superior a 500 g.

▶ **Período neonatal:** corresponde às 4 primeiras semanas de vida, ou seja, de 0 a 28 dias incompletos.

▶ **Período neonatal precoce:** corresponde à 1ª semana completa (ou os 7 primeiros dias de vida) após o nascimento.

▶ **Período neonatal tardio:** corresponde às 3 semanas seguintes ao período neonatal precoce.

- **Morte neonatal:** refere-se à morte do RN ocorrida no período neonatal, ou seja, nas 4 primeiras semanas após o nascimento. A criança falecida nesse período é denominada neomorto.
- **Morte neonatal precoce:** refere-se à morte do RN durante os primeiros 7 dias completos de vida (até 168 horas completas).
- **Morte neonatal tardia:** corresponde à morte do RN depois de 7 dias completos de vida e antes dos 28 dias completos de vida.

Planta física e instalações para a assistência ao neonato

A planta física hospitalar adequada para garantir assistência eficaz ao neonato deve conter setores específicos, apresentados no quadro 9.1.

QUADRO 9.1 – Setores para assistência ao recém-nascido.

Setor	Características
Berçário.	Setor responsável pela assistência ao RN após nascimento, com salas munidas de equipamentos e materiais necessários para procedimentos. Deve ser separado das demais áreas físicas de internação e contar com serviços de recepção, segurança, enfermagem, nutrição (lactário); sala de reserva de materiais; sala de expurgo, rouparia ou armário destinado para esse fim.
Alojamento Conjunto.	Estrutura física que comporta a permanência e o conforto necessário para a mãe e o bebê. Hospitais que dispõem desse serviço devem manter a presença de seguranças 24 horas.

(cont.)

Setor	Características
Unidade de Cuidados Intermediários ou Semi-intensivos.	Unidade destinada a oferecer assistência médica e de enfermagem para RNs diagnosticados com médio risco. Esta unidade deve possuir materiais e equipamentos para atender principalmente a recém-nascidos em antibioticoterapia ou soroterapia, desconforto respiratório leve (sem necessidade de ventilação mecânica) e fototerapia (tratamento para icterícia).
Unidade de Terapia Intensiva Neonatal (UTI Neo).	Unidade especializada em prestar assistência a recém-nascidos de alto risco e que necessitam de intervenções especiais. Deve conter incubadoras aquecidas; ventiladores mecânicos; monitores cardíacos; réguas de gás; aspiradores e umidificadores; materiais, medicamentos e equipamentos para atendimentos de emergência; sala de expurgo, rouparia ou armário destinado para esse fim.
Isolamento.	Local destinado a atender a RNs com patologias infectocontagiosas, que impossibilitam contato com outros neonatos. Deve estar devidamente equipado com materiais, equipamentos e medicamentos para atender aos recém-nascidos que apresentam tais condições. O profissional deve atentar ao uso de EPIs específicos para cada situação.

Fonte: adaptado de Sociedade Brasileira de Pediatria (2010).

Materiais e equipamentos necessários para a assistência ao neonato

- Berços aquecidos, berços comuns e incubadoras.
- Bombas de infusão, para administração de dieta e infusões endovenosas.
- Equipamentos específicos para tratamento de fototerapia, como bilispot, biliberço, Bilitron*.
- Equipamentos para monitorização, ventiladores mecânicos, oxímetros digitais, dispositivo de reanimação manual (ambu), entre outros.
- Insumos, como seringas, agulhas, luvas de procedimento, medicamentos, produtos de higiene (sabonete, fraldas), aventais descartáveis, máscaras, entre outros.
- Impressos próprios (impressos hospitalares, carteirinhas de vacinação para menino e menina).

> **OBSERVAÇÃO**
>
> Todos os equipamentos e materiais para a assistência ao neonato devem ser específicos, atentando para o tamanho do RN.

Assistência ao recém-nascido

Para uma assistência eficaz ao recém-nascido, é preciso partir do princípio de que a maioria das intercorrências e dos problemas presentes no momento do nascimento pode ser prevenida pelo planejamento e pela organização dos cuidados prestados.

A assistência ao neonato deve possuir caráter contínuo e de total observação, para detecção de possíveis riscos ao neonato, com atendimento humanizado ao RN e à mãe (orientações e apoio emocional).

De modo geral, é possível destacar as ações a seguir.

- Promover a assistência durante o parto e o nascimento, com o objetivo de prevenir ocorrências como asfixia neonatal e riscos de infecção, entre outras.
- Garantir a manutenção da temperatura corporal para prevenção de hipotermia e de consumo excessivo das reservas de oxigênio e energia.

- Quando necessário, restabelecer as condições respiratórias e circulatórias.
- Promover o aleitamento materno precoce.
- Garantir o atendimento na sala de parto, no Alojamento Conjunto, no Berçário e nas unidades de terapia (semi-intensiva ou intensiva) com profissionais e estrutura física para esse fim.
- Fornecer orientações sobre cuidados de higiene e amamentação.
- Proporcionar orientações adequadas quanto a alta, acompanhamento e desenvolvimento pós-natal.

O atendimento ao neonato se inicia na sala de parto, logo após seu nascimento. Para isso, a sala de parto deve estar devidamente preparada, com arsenal adequado para a realização dos procedimentos e a equipe médica e de enfermagem a postos.

A equipe médica é responsável pelas ações descritas a seguir.
- Receber o RN no momento do nascimento.
- Avaliar as condições clínicas, atentando para as alterações resultantes da fase de transição do meio intrauterino para o ambiente externo.
- Proceder à desobstrução de vias aéreas quando indicado (esse procedimento deve ser adotado quando o RN apresenta sinais de desconforto respiratório ou choro forte seguido de gemidos), estabelecendo via aérea pérvia (ou seja, sem obstruções) e manutenção do suporte ventilatório.
- Realizar credeização ocular e vaginal (administração de nitrato de prata a 1%, para a prevenção da oftalmia e da vaginite gonocócica).
- Realizar a avaliação de APGAR (ver quadro 9.5) e a de Capurro (ver quadro 9.6).
- Prescrever a coleta de exames de sangue (tipagem sanguínea, sorologias e outros que julgar necessários).
- Avaliar as condições do RN para liberação do contato com a mãe ou encaminhamento para unidades de terapia (semi-intensiva ou intensiva).
- Prescrever condutas sobre liberação para amamentação e administração de vacinas e vitamina K, entre outros cuidados que avaliar necessários.
- Realizar o preenchimento dos impressos e de evolução no prontuário médico.

Todos os procedimentos acima são realizados com o RN acomodado no berço aquecido, para manutenção da temperatura corporal.

 ## INTERVENÇÕES DE ENFERMAGEM

As funções desempenhadas por enfermeiros, técnicos de enfermagem e auxiliares de enfermagem têm como base a classificação de complexidade envolvendo o recém-nascido, como mostra o quadro 9.2.

QUADRO 9.2 – Assistência de enfermagem para o recém-nascido.[1]

Complexidade	Enfermeiro	Técnico de enfermagem	Auxiliar de enfermagem
Baixa. Setor: Alojamento Conjunto.	X	X	X
Média. Setores: Berçário e Unidade de Cuidados Intermediários.	X	X	X
Alta. Setores: Unidade de Terapia Semi-intensiva e UTI Neo.	X	X	Não possui competência técnica para prestação desse tipo de assistência.

ATRIBUIÇÕES DO ENFERMEIRO

▶ Realizar os processos administrativo e assistencial no Alojamento Conjunto, no Berçário e nas unidades de terapia (semi-intensiva e intensiva).

---

1 Em relação ao Isolamento, a assistência do profissional de enfermagem depende do grau de complexidade em que o RN é diagnosticado (baixa, média ou alta complexidade).

► Avaliar a prescrição médica e realizar os aprazamentos (estabelecimento dos horários dos medicamentos na prescrição), conforme rotinas e protocolos institucionais.

► Realizar a SAE (ver página 156) e supervisionar seu cumprimento.

► Orientar sobre as intervenções da equipe de enfermagem e supervisioná-las, garantindo atendimento humanizado.

► Orientar a puérpera sobre as rotinas do setor – Alojamento Conjunto, Berçário, unidades de terapia (semi-intensiva e intensiva).

► Supervisionar e garantir a quantidade necessária de materiais para a prestação de cuidados à mãe e ao bebê.

ATRIBUIÇÕES DO AUXILIAR DE ENFERMAGEM[2]

Os **cuidados imediatos** (logo após o nascimento) consistem nas ações apresentadas a seguir.

► Auxiliar a equipe médica durante os procedimentos.

► Colocar o recém-nascido em berço aquecido ou incubadora, conforme prescrição médica, para manutenção e estabilidade da temperatura corpórea.

► Identificar o RN com pulseiras, conforme o protocolo institucional. Cada instituição apresenta protocolos específicos. Em geral, os itens dessa identificação (colocada no antebraço e no tornozelo) são nome completo da mãe sem abreviações e dados do RN (data de nascimento, peso e sexo).

► Registrar as impressões digitais do polegar direito materno e plantar do RN em impressos próprios (ficha de nascimento e ficha do parto).

► Realizar as medidas antropométricas do RN: peso, comprimento (altura) e perímetros cefálico, torácico e abdominal (ver quadro 9.3).

► Preencher todos os impressos com as informações e os dados completos referentes ao nascimento:

■ data, hora e tipo de parto;

■ identificação do RN: peso, altura, sexo, indicação de gemelaridade (1º gemelar, 2º gemelar, e assim sucessivamente);

■ condições gerais do RN ao nascer;

---

2   Os cuidados do auxiliar e do técnico (ver página 256) são realizados após a avaliação médica.

- intercorrências no momento do nascimento (especificando de forma clara o tipo de intercorrência e condutas adotadas);
- nomes e funções das equipes médica e de enfermagem que atuaram no parto;
- procedimentos realizados pelas equipes médica e de enfermagem.

QUADRO 9.3 – Antropometria do recém-nascido.

Região	Referências/valores
Peso.	Variável; em geral, de 2.700 g a 4.000 g.
Comprimento.	Variável; em geral, de 48 cm a 53 cm.
Perímetro cefálico (PC).	De 32 cm a 37 cm. Obs.: o PC pode ser 2 cm igual ou superior à circunferência do tórax.
Perímetro torácico (PT).	De 30 cm a 33 cm, aproximadamente.
Perímetro abdominal (PA).	Aproximadamente 35 cm.

Fonte: "Exame físico..." ([s. d.]).

Os **cuidados mediatos** (após os cuidados imediatos, conforme o protocolo institucional) são os descritos a seguir.

▶ Conferir o prontuário do RN, atentando para o preenchimento de todos os impressos e evoluções pertinentes ao nascimento.

▶ Monitorar os sinais vitais.

▶ Acompanhar a evolução do RN, atentando para sinais de alterações na adaptação ao meio extrauterino (respiração, coloração da pele, "comportamento", aspecto do coto umbilical, eliminações vesicais e intestinais, aceitação da amamentação), e anotar em prontuário.

▶ Abrir cartilha de vacinação (menino ou menina), completando os dados: nome, hora do nascimento, data, local, sexo e entidade.

▶ Administrar vacinas (hepatite, BCG) e vitamina K (indicada para prevenção da doença hemorrágica no RN. Local de administração: região da coxa em vasto lateral), conforme prescrição médica e protocolo institucional.

▶ Fazer a anotação das vacinas na cartilha, no cartão do RN, no prontuário e no caderno de registro (nome do profissional, Coren e número do lote), conforme legislação vigente na Secretaria Municipal de Saúde.

- Administrar a imunoglobulina para hepatite B, se prescrição médica.
- Deixar o RN confortável por 6 horas (ou conforme o protocolo institucional) após o nascimento até o primeiro toalete (banho). Esse período deve ser respeitado em virtude da observação da adaptação ao meio extrauterino.
- Realizar o primeiro toalete para remoção de resíduos de sangue, mecônio e vérnix, mantendo a mãe presente, desde que esta tenha condições clínicas.
- Fornecer orientações à mãe sobre cuidados de higiene e amamentação.
- Verificar o registro das sorologias maternas (hepatites, sífilis-VDRL e anti-HIV).
- Conferir a temperatura do berço aquecido e da incubadora a cada 2 horas ou se necessário.
- Administrar oxigênio ao RN, se prescrição médica.
- Realizar curativo do coto umbilical com álcool a 70%, observando, anotando e comunicando qualquer anormalidade.
- Realizar lavagem gástrica (ou auxiliar em sua realização), se prescrição médica.
- Realizar exame de glicemia capilar, se prescrição médica, e comunicar o resultado ao neonatologista e ao enfermeiro.
- Realizar identificação na roupa do RN com fita adesiva, colocando nome completo da mãe, peso, tipo de parto, hora do nascimento e sexo (esta rotina dependerá do protocolo institucional).
- Auxiliar o pediatra durante a visita, passando escrita e verbalmente todas as intercorrências.
- Anotar a realização dos exames preconizados pelo Ministério da Saúde (ver quadro 9.4):
  - Teste do Pezinho – Triagem Neonatal (PKU);
  - Teste da Orelhinha (Emissões Otoacústicas Evocadas);
  - Teste do Coraçãozinho (Oximetria de Pulso);
  - Teste do Olhinho (Teste do Reflexo Vermelho);
  - Teste da Linguinha (Avaliação do Frênulo Lingual).
- Realizar o procedimento do exame do pezinho, desde que seja protocolo da instituição.
- Realizar de maneira detalhada todas as anotações de enfermagem, incluindo intercorrências e condutas tomadas no prontuário médico e no cartão do RN.

ATRIBUIÇÕES DO TÉCNICO DE ENFERMAGEM

As competências atribuídas a esse profissional englobam as do auxiliar descritas anteriormente, além das destacadas a seguir.

- ▶ Realizar a admissão do RN grave na UTI Neo.
- ▶ Prestar cuidados gerais em neonatologia.
- ▶ Auxiliar os neonatologistas em procedimentos invasivos.
- ▶ Administrar dieta por sondas.
- ▶ Realizar o controle de peso.
- ▶ Realizar aspiração de cânula orotraqueal (COT) e vias aéreas superiores (nariz e boca).
- ▶ Realizar punção venosa e curativos, entre outros cuidados.
- ▶ Realizar cuidados com cateteres periféricos e centrais.

Exames preconizados pelo Ministério da Saúde

Os exames neonatais preconizados pelo Ministério da Saúde visam diagnosticar determinadas doenças ou alterações congênitas que podem comprometer o desenvolvimento dos recém-nascidos. O diagnóstico precoce melhora o prognóstico dessas ocorrências.

Esses testes são realizados antes da alta hospitalar, por profissionais de competências diversas, como mostra o quadro 9.4.

Na maioria dos exames, as condutas de enfermagem consistem em acompanhar a realização do procedimento e prestar auxílio, quando solicitado.

A exceção é o Teste do Pezinho. A coleta é feita por profissional de enfermagem capacitado para essa finalidade (a partir de curso da APAE).

QUADRO 9.4 – Exames no RN.

Exame	Finalidade	Procedimento	Profissional responsável	Condutas de enfermagem
Teste do Pezinho – Triagem Neonatal (PKU).	Detectar doenças progressivas relacionadas ao metabolismo, como fenilcetonúria, hipotireoidismo congênito e anemia falciforme, entre outras.	Coletar o sangue do RN e depositar no papel filtro para análise. O exame deve ser encaminhado para o laboratório da APAE de São Paulo.	Enfermeiro, técnico de enfermagem ou auxiliar de enfermagem capacitado para essa finalidade.	Realizar após as primeiras 48 horas de vida, período este em que o recém-nascido já teve contato com o leite materno. Fazer a coleta seguindo rotina estabelecida. Orientar a mãe sobre o exame.
Teste da Orelhinha (Emissões Otoacústicas Evocadas).	Avaliar a audição e detectar precocemente algum grau ou presença de surdez no recém-nascido.	Colocar equipamento de emissões otoacústicas portátil, para realizar a leitura da emissão do som.	Fonoaudiólogo.	Acompanhar a realização do exame e prestar auxílio, quando solicitado.
Teste do Coraçãozinho (Oximetria de Pulso).	Detectar cardiopatias congênitas.	Utilizar equipamento de oximetria digital para verificação da saturação de oxigênio e de batimentos cardíacos.	Médico neonatologista e/ou pediatra; enfermeiro.	Acompanhar a realização do exame e prestar auxílio, quando solicitado.

(cont.)

Exame	Finalidade	Procedimento	Profissional responsável	Condutas de enfermagem
Teste do Olhinho (Teste do Reflexo Vermelho).	Detectar qualquer anormalidade que possa causar obstrução no eixo visual e/ou uma possível deficiência visual.	Emitir fonte de luz por meio do oftalmoscópio (equipamento específico que irradia luz), para observar os reflexos produzidos das pupilas.	Médico neonatologista e/ou pediatra.	Acompanhar a realização do exame e prestar auxílio, quando solicitado.
Teste da Linguinha (Avaliação do Frênulo Lingual).	Diagnosticar limitações dos movimentos da língua, para possibilitar o tratamento precoce.	Avaliar o ponto de fixação do frênulo da língua.	Fonoaudiólogo.	Acompanhar a realização do exame e prestar auxílio, quando solicitado.

Fonte: adaptado de Brasil (2012a).

Avaliação do neonato

Os métodos de avaliação possibilitam classificar o RN de modo simples e confiável, permitindo triagem e encaminhamento para as salas de baixo, médio ou alto risco. Dessa maneira, torna-se possível a elaboração de um plano assistencial adequado, eficiente e que atenda às necessidades do neonato.

O processo de avaliar é de competência exclusivamente médica, cabendo à equipe de enfermagem acompanhar e auxiliar o médico durante a avaliação.

APGAR

Este procedimento é empregado para avaliar as condições imediatas do nascimento e verificar a adaptação do recém-nascido ao meio extrauterino. São avaliados frequência cardíaca, esforço respiratório, tônus muscular, irritabilidade reflexa e coloração da pele.

O período da avaliação ocorre no 1º, no 5º e no 10º minuto de vida. Para cada item descrito acima são atribuídas notas que variam de 0 (zero) a 2 (dois). Esses valores são somados e podem totalizar de 0 (nota mínima) a 10 (nota máxima).

A variação da pontuação será a identificação das condições clínicas de nascimento do neonato. Esses valores podem indicar bom ou mau prognóstico.

QUADRO 9.5 – Escala de APGAR.[3]

Pontos	0	1	2
Frequência cardíaca.	Ausente.	Menos de 100/min.	Mais de 100/min.
Esforço respiratório.	Ausente.	Fraco, irregular.	Forte/choro.
Tônus muscular.	Flácido.	Flexão de pernas e braços.	Movimento ativo/boa flexão.

(cont.)

---

3   Os valores podem apresentar alguma variação de acordo com os autores da área médica.

Pontos	0	1	2
Cor.	Cianótica/pálida.	Cianose de extremidades.	Rosada.
Irritabilidade reflexa.	Ausente.	Algum movimento (careta).	Espirros/choro.

Fonte: Porto (2009).

▶ APGAR 0 a 3 pode indicar anóxia (falta de oxigênio no sangue e nos tecidos) grave.

▶ APGAR 4 a 6 pode indicar anóxia moderada.

▶ APGAR 7 a 10 indica boa vitalidade e adequada adaptação ao meio extrauterino.

Capurro

Esta avaliação fundamenta-se na análise de características físicas e neurológicas do recém-nascido, com o objetivo de apurar a idade gestacional apresentada pelo neonato e verificar se ela corresponde à idade gestacional que foi dada durante a gravidez. O ideal é que ambas sejam as mesmas ou próximas. Dessa maneira, é possível saber se o parto ocorreu no tempo adequado, prematuramente ou tardiamente.

O método Capurro é bastante útil principalmente nas situações em que a mãe desconhece a DUM, possibilitando traçar o plano de cuidados adequado para o recém-nascido.

QUADRO 9.6 – Avaliação da idade gestacional do neonato (método Capurro).

Fator	Características e valores atribuídos
Textura da pele.	0 = muito fina, gelatinosa. 5 = fina e lisa. 10 = algo mais grossa, com discreta descamação superficial. 15 = grossa, com sulcos superficiais e descamação de mãos e pés. 20 = grossa, apergaminhada, com sulcos profundos.

(cont.)

Enfermagem em GINECOLOGIA E OBSTETRÍCIA

Fator	Características e valores atribuídos
Pregas plantares.	0 = sem pregas. 5 = marcas mal definidas sobre a metade anterior da planta. 10 = marcas bem definidas na metade anterior e sulcos no terço anterior. 15 = sulcos na metade anterior da planta. 20 = sulcos além da metade anterior da planta.
Glândulas mamárias.	0 = não palpáveis. 5 = inferiores a 5 mm. 10 = entre 5 mm e 10 mm. 15 = superiores a 10 mm.
Formação dos mamilos.	0 = pouco viável, sem aréola. 5 = nítida, aréola lisa e diâmetro superior a 0,75 cm. 10 = puntiforme, aréola de borda não elevada superior a 0,75 cm. 15 = puntiforme, aréola de borda elevada superior a 0,75 cm.
Formato das orelhas.	0 = chato, disforme, pavilhão achatado. 8 = pavilhão parcialmente encurvado na borda. 16 = pavilhão parcialmente encurvado em toda a parte superior. 24 = pavilhão totalmente encurvado.
Sinal do xale (posição do cotovelo).	0 = linha axilar do lado oposto. 6 = entre a linha axilar anterior do lado oposto à linha média. 12 = ao nível da linha média. 18 = entre a linha média e a linha axilar anterior do mesmo lado.
Posição da cabeça ao levantar o RN (ângulo cérvico-torácico).	0 = Totalmente deflexionada; $\hat{A} = 270°$. 4 = Ângulo entre 180° e 270°. 8 = Ângulo de 180° 12 = Ângulo inferior a 180°.

Fonte: adaptado de Brasil (2012a).

A idade gestacional é obtida por esta fórmula:

$$IG = \frac{(P + 204)}{7}$$

IG é idade gestacional, e P é a pontuação obtida pelo neonato (conforme as características apresentadas no quadro 9.4).

Por exemplo, no caso de um neonato cujas características totalizaram o número 41:

$$IG = \frac{(41 + 204)}{7}$$

$$IG = 35$$

Ou seja, nesse exemplo a idade gestacional apresentada pelo bebê é de 35 semanas (prematuro).

Classificação do recém-nascido

A partir dos resultados obtidos no APGAR e pelo método Capurro, é possível determinar a classificação do neonato – pela idade gestacional e pelo peso.

QUADRO 9.7 – Classificações do neonato pela idade gestacional e pelo peso.

Critério	Classificação
IG.	Recém-nascido pré-termo (RNPT) ou prematuro: ▶ RNPT limítrofe: idade gestacional entre 35 e 36 semanas; ▶ RNPT moderado: idade gestacional entre 30 e 34 semanas; ▶ RNPT extremo: idade gestacional inferior a 30 semanas.
	Recém-nascido a termo (RNT): idade gestacional entre 37 e 41 semanas e 6 dias.
	Recém-nascido pós-termo: idade gestacional igual ou superior a 42 semanas.
Peso.*	Recém-nascido grande para a idade gestacional (GIG): peso acima do percentil 90.
	Recém-nascido adequado para a idade gestacional (AIG): peso entre o percentil 10 e 90.
	Recém-nascido pequeno para a idade gestacional (PIG): peso abaixo do percentil 10.

* Sobre o peso, vale aqui conhecer as definições do DATASUS. Baixo peso ao nascer: menos de 2.500 g (até 2.499 g, inclusive); peso muito baixo ao nascer: menos de 1.500 g (até 1.499 g, inclusive); peso extremamente baixo ao nascer: menos de 1.000 g (até 999 g).

Fonte: adaptado de Paraná ([s. d.a]).

Os estudos mostram que cada criança apresenta seu próprio ritmo de desenvolvimento e de crescimento. Para verificar se a criança está se desenvolvendo em um ritmo adequado, os pediatras utilizam um instrumento de avaliação estatística chamado Percentil.

Esse instrumento consiste em uma escala que varia de 0 a 100. No caso de um neonato (por exemplo, do sexo feminino) que apresente nessa escala peso no percentil 70, isso significa que 70% dos neonatos do mesmo sexo pesam menos e 30% pesam mais. No caso de percentil

15, isso significa que 15% das crianças saudáveis do mesmo sexo e da mesma idade têm um peso igual ou inferior ao observado.

Esse indicador permite acompanhar e fazer um controle sobre o desenvolvimento e o crescimento de neonatos e crianças.

As classificações obtidas pelo bebê são a base para o estabelecimento de tratamento e de cuidados adequados às suas necessidades. A atuação da equipe de enfermagem se torna indispensável para esses cuidados, com atendimento humanizado e apoio emocional à mãe.

Amamentação 10

A amamentação é considerada uma das maneiras mais eficientes de proporcionar medidas nutricionais, imunológicas e psicológicas a uma criança em seu 1º ano de vida. O aleitamento materno deve ser exclusivo até o 6º mês de vida e complementado com água e outros alimentos até o 2º ano de vida.

O aleitamento:

▶ possibilita a formação e o estabelecimento do vínculo entre mãe e bebê;
▶ garante suporte nutricional e imunidade ao RN;
▶ não requer habilidade de preparo (o leite já está pronto e na temperatura ideal);
▶ não possui custos financeiros;
▶ acelera o processo de involução uterina pós-parto;
▶ previne a ocorrência de câncer de mama;
▶ tem fundamental importância como método de contracepção (enquanto o leite materno é única e exclusiva fonte de alimentação do bebê, a mãe está protegida de uma gravidez não planejada, por causa da ação hormonal; ver figura 10.1).

Embora seja uma prática natural e eficaz, por vezes existem aspectos físicos (alterações anatômicas; ver figura 10.5), culturais e emocionais por parte da nutriz (a mãe) que dificultam a amamentação. Durante o pré-natal, o profissional de saúde deve procurar identificar esses fatores de risco, para uma assistência mais efetiva no puerpério, quando tem início a amamentação.

A produção do leite e as primeiras mamadas

A produção de leite ocorre por ação especificamente hormonal (ocitocina e prolactina). Por meio do estímulo de sucção do RN, os alvéolos das glândulas mamárias sofrem contrações, impulsionando o leite para canalículos presentes na mama, nos quais são armazenados até o momento de nova sucção, conforme mostra a figura 10.1 (GONZALEZ, 2010).

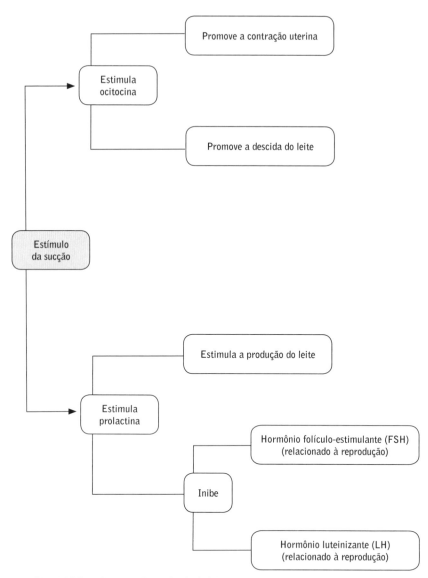

FIGURA 10.1 – Processo de produção do leite.

No período puerperal, em que ocorre a efetivação do ato de amamentar, o aleitamento materno sob livre demanda (sempre que o bebê quiser, e não em horários fixos) deve ser estimulado e encorajado, para minimizar a perda de peso do RN após o nascimento e promover o estímulo precoce da apojadura (descida do leite).

Nos primeiros dias após o parto, o recém-nascido é alimentado pelo colostro, que é o primeiro leite que a mulher produz. Ele é amarelado, bastante calórico e produzido em pouca quantidade, compatível com o tamanho do estômago do bebê. O colostro, além de fonte nutricional, oferece imunização passiva ao RN e é rico em agentes anti-inflamatórios e leucócitos que garantem proteção contra micro-organismos do canal de parto. Também atua como laxante, para a limpeza do trato gastrointestinal do bebê.

A apojadura ocorre por volta do 3º dia após o parto. É nesse período que se manifestam, com maior frequência, as complicações associadas à amamentação:

▶ fissuras mamilares (lesões na mama);
▶ ingurgitamento no tecido mamário ("endurecimento" da mama em razão do excesso de leite, com dor);
▶ mastite (inflamação da glândula mamária decorrente do ingurgitamento, com vermelhidão, inchaço, aumento da temperatura nas mamas e sensibilidade, principalmente no mamilo).

De modo geral, essas intercorrências estão ligadas à maneira inadequada de amamentar, presença de agentes infecciosos ou questões de higiene. São problemas que podem trazer dificuldades para o processo de aleitamento, fazendo com que algumas mães até desistam dele. A equipe de saúde deve atuar em duas frentes simultaneamente: tratar as intercorrências para aliviar o desconforto materno e encorajar o processo de amamentação, para que organismo possa produzir a quantidade suficiente ao RN, o que propicia saúde não apenas a ele como à própria mãe, como visto na página 265.

Medidas preventivas das complicações associadas à amamentação

▶ Iniciar a amamentação na 1ª hora de vida após o nascimento.
▶ Amamentar sob livre demanda.
▶ Evitar a retirada do recém-nascido bruscamente do seio.
▶ Evitar o uso de produtos nos mamilos, como cremes e lubrificantes.
▶ Evitar oferecer bicos artificiais ao RN, para que ele identifique exclusivamente o bico do seio.

▶ Praticar a ordenha manual para a retirada do excesso de leite, promovendo alívio para o tecido mamário (quando necessário).

Posições para a amamentação

A posição tradicional é a da mãe sentada com o bebê nos braços, mas diversas outras são possíveis. Portanto, **a posição correta é a que "funciona" tanto para a mãe como para o bebê.** Algumas são as descritas a seguir.

▶ **Sentada com o bebê deitado no colo:** esta é a posição clássica. A mãe se senta confortavelmente em uma cadeira, uma poltrona ou um sofá e segura o bebê com os dois braços por baixo do corpo dele. A barriga do bebê deve estar encostada à da mãe.

▶ **Deitada de lado na cama:** a mãe, deitada, oferece a mama que está mais próxima do colchão. Para maior conforto, a cabeça da mãe deve estar apoiada no braço, em uma almofada. Pode ser realizada com o bebê deitado no mesmo sentido do corpo da mãe ou no sentido inverso (ver figura 10.2). É uma posição que pode ser útil para as mamadas noturnas ou quando a mãe está muito cansada, mas deve ser evitada nos primeiros dias de vida do RN, porque no processo de adaptação a mãe pode estar exausta e dormir durante a amamentação. Esta posição também sofre críticas por estar associada a possibilidade de engasgos.

▶ **Sentada com o bebê de lado, por baixo do seu braço:** a mãe deve posicionar o bebê deitado e passá-lo por baixo de um de seus braços, oferecendo a mama. É necessário utilizar uma almofada, um travesseiro ou uma almofada de amamentação para acomodar o bebê. É uma posição indicada para aliviar a tensão nas costas da mãe.

▶ **Sentada, com o bebê na posição de "cavalinho":** o bebê é posicionado sentado em uma das coxas, de frente para a mama. A mãe deve segurá-lo, apoiando suas costas. É uma posição indicada apenas para bebês com mais de 3 meses, que já sustentam bem a cabeça.

AMAMENTAÇÃO | 269

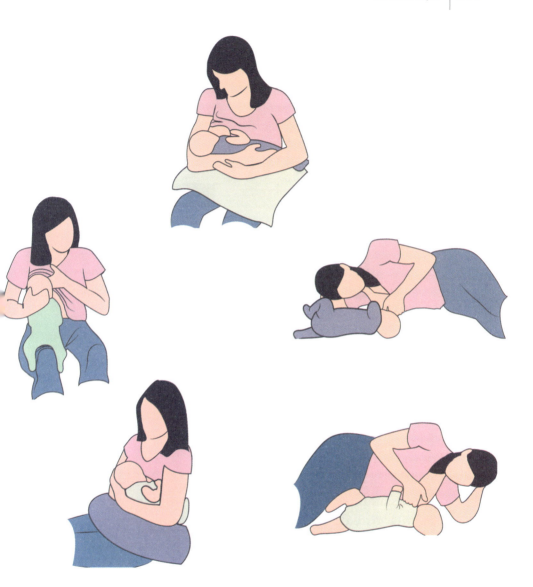

FIGURA 10.2 – Posições para amamentar. Em sentido horário, tradicional, deitada, com o bebê de lado e com o bebê sentado.

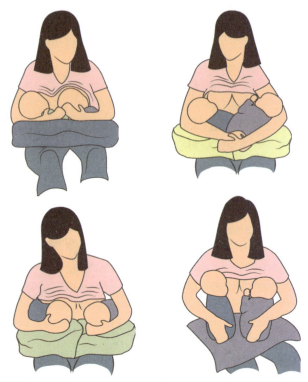

FIGURA 10.3 — Posições para amamentar gêmeos.

A pega correta

É necessário que a cabeça do bebê esteja sempre um pouco elevada, para evitar risco de broncoaspiração.[1] Além disso, a pega correta é obtida atentando para as características a seguir.

- A face do bebê deve ser levada ao encontro do seio, e não o contrário.
- A boca do recém-nascido deve estar bem aberta, permitindo que o queixo toque o seio materno.
- Os lábios devem estar voltados para fora.
- A língua deve se manter apoiada na gengiva inferior, envolvendo o complexo da aréola mamilar.
- As bochechas devem se mostrar volumosas no processo de sucção.

---

[1] Broncoaspiração é a ocorrência de aspirar um conteúdo – no caso, o leite materno – para a árvore traqueobrônquica, podendo chegar aos pulmões.

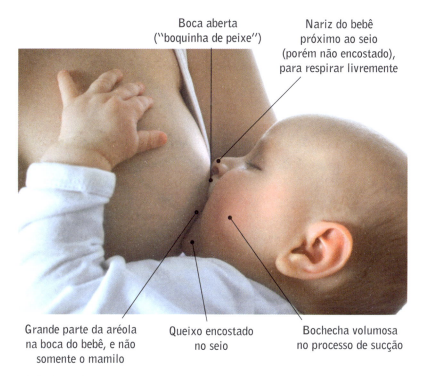

FOTO 10.1 – Características de uma pega correta.

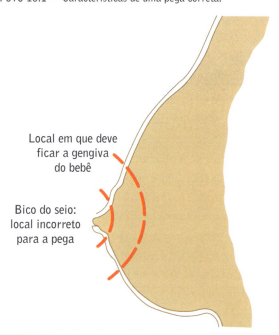

FIGURA 10.4 – Local certo e local errado para a pega.

Muitas mulheres podem apresentar alterações anatômicas nos mamilos, o que requer atenção por parte da enfermagem, para auxiliá-la e permitir ao bebê a pega correta.

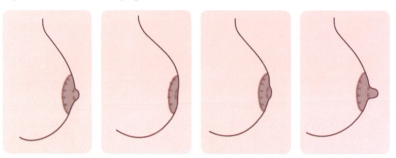

FIGURA 10.5 – Alterações anatômicas nos mamilos. Da esquerda para a direita, bico normal, bico invertido, bico pequeno ou plano, bico comprido.

 INTERVENÇÕES DE ENFERMAGEM

- Estimular a livre demanda no aleitamento, ou seja, sem regras de horário. A conduta é atender à necessidade do recém-nascido quando este solicitar.
- Posicionar adequadamente o bebê ao seio materno, para possibilitar melhor vínculo, evitar riscos de broncoaspiração se o decúbito não estiver elevado e garantir posição confortável para a mãe.
- Estimular o RN a sugar e a realizar a pega correta, para evitar lesões nos mamilos.
- Orientar a mãe para que realize a ordenha do leite (manual) caso perceba que houve pouca sucção/aceitação do RN; assim, manterá a produção de leite e ajudará a pega correta na amamentação seguinte.
- Orientar a mãe que apresente mamilos curtos, planos ou invertidos sobre a realização de exercícios nessa região, estimulando-os antes de iniciar a amamentação. (Com as pontas dos dedos polegar e indicador, segurar os mamilos e exercer discreta pressão, para proporcionar a exteriorização deles.)

Em todo o contexto da amamentação, a enfermagem desempenha papel fundamental na **orientação à mulher**, como as apresentadas a seguir. Além de reforçar para a mãe a importância do aleitamento materno, tanto para a saúde do bebê como para a saúde da própria mulher, é preciso informá-la quanto aos aspectos a seguir.

▶ Procurar dormir e repousar durante o dia, principalmente na fase de adaptação ao RN.

▶ Como dito anteriormente, evitar a oferta de bicos artificiais, pois pode prejudicar o processo de aceitação do mamilo materno.

▶ Manter as unhas limpas e aparadas, para evitar lesões ao RN.

▶ Como dito anteriormente, evitar perfumes e/ou desodorantes fortes, pois podem dificultar ao RN a permanência no peito.

▶ Lavar as mãos antes e depois das mamadas.

▶ Lubrificar os mamilos com o próprio colostro/leite antes de cada mamada. Esse procedimento também auxilia na cicatrização de possíveis lesões.

▶ Realizar o rodízio entre os seios, para que o RN consiga esgotar o leite de cada mama.

▶ Permitir que o RN permaneça por mais de 20 minutos em cada mama, para receber tanto o leite com maior concentração de água como o leite rico em gordura. (Nos primeiros minutos, o leite é mais fluido; passados cerca de 20 minutos, o leite passa a apresentar um aspecto mais concentrado, tornando-se inclusive mais opaco. Essa porção final, que possui mais gordura, é o leite que confere o ganho de peso ao bebê. Daí a necessidade de realizar o rodízio após o total esgotamento da mama.)

▶ Realizar a ordenha manual para remoção de leite em casos de ingurgitamento.

▶ Expor os mamilos ao sol, para ajudar no processo de cicatrização em caso de fissuras mamilares.

▶ Ingerir dieta equilibrada e rica em nutrientes, além de não descuidar da ingesta hídrica, para manter níveis nutricionais adequados durante a fase de amamentação.

Anexo – Siglas em ginecologia e obstetrícia

A. Aborto. Pode também significar "anterior" (referente à posição).

ABO. Sistema sanguíneo ABO.

AC. Alojamento Conjunto.

ACM. A critério médico.

AIDS. Síndrome da imunodeficiência adquirida.

AIG. Adequado para a idade gestacional.

AME. Aleitamento materno exclusivo.

ATB. Antibioticoterapia.

AU. Altura uterina.

BA. Berçário admissional.

BC. Berço comum.

BCF. Batimento cardiofetal.

BI. Bomba de infusão.

BF. Batimento fetal.

BP. Baixo peso.

BR. Bolsa rota.

BRA. Bolsa rota artificial.

BRE. Bolsa rota espontânea.

C. Comprimento.

CC. Centro cirúrgico.

CIUR. Crescimento intrauterino restrito.

CME. Centro de Material e Esterilização.

CMV. Citomegalovírus.

CO. Centro obstétrico.

CP. Casa de Parto.

CTB. Cardiotocografia.

CTG. Curetagem uterina.

CV. Cateterismo vesical.

CVA. Cateter vesical de alívio.

CVC. Cateter venoso central.

CVD. Cateterismo vesical de demora.

CVP. Cateter venoso periférico.

CVU. Cateter venoso umbilical.

DD. Decúbito dorsal.

DDH. Decúbito dorsal horizontal.

DG. Diagnóstico ginecológico. Pode também significar "dieta geral".

DHEG. Doença hipertensiva específica da gestação.

DLD. Decúbito lateral direito.

DLE. Decúbito lateral esquerdo.

DIU. Dispositivo intrauterino.

DIP. Doença inflamatória pélvica.

DM. Diabete mellitus.

DMG. Diabetes mellitus gestacional.

DO. Declaração de óbito.

DON. Diagnóstico obstétrico normal.

DOP. Diagnóstico obstétrico patológico.

DOPA. Diagnóstico obstétrico patológico atual.

DOPP. Diagnóstico obstétrico patológico pregresso.

DPP. Data provável do parto. Pode também significar "descolamento prematuro da placenta".

DST. Doença sexualmente transmissível.

DU. Dinâmica uterina.

DUM. Data da última menstruação.

DV. Decúbito ventral. Pode também significar "dias de vida".

EBP. Extremo baixo peso (peso do RN ao nascer inferior a 1.000 g).

ECG. Eletrocardiograma.

ECO. Ecocardiograma.

EEG. Eletroencefalograma.

EMLD. Episio média lateral direita.

EMLE. Episio média lateral esquerda.

EPISIO. Episiotomia.

EV. Endovenoso.

FC. Frequência cardíaca.

FCF. Frequência cardíaca fetal.

FO. Ferida operatória.

FOTO. Fototerapia.

FR. Frequência respiratória.

G. Glicose.

G/GESTA. Gestação.

GASO. Gasometria arterial.

GIG. Grande para a Idade Gestacional.

GO. Ginecologia e obstetrícia.

G_P_A. Gestação_Paridade_Aborto.

Hb. Hemoglobina

HBV. Vírus da hepatite B.

HC. Hipertensão crônica.

HCV. Vírus da hepatite C.

HDV. Vírus da hepatite D.

HELLP. Síndrome hipertensiva (H = hemólise; EL = elevação das enzimas hepáticas; LP = diminuição das plaquetas).

HG. Hiperêmese gravídica.

HIG. Hipertensão induzida pela gravidez.

HIV. Vírus da imunodeficiência humana.

HMG. Hemograma.

HPV. Papilomavírus humano.

HTA. Histerectomia total abdominal.

Htc. Hematócrito.

HTV. Histerectomia total via vaginal.

HVA. Vírus da hepatite A.

ID. Intradérmica.

IG. Idade gestacional.

Ig. Imunoglobulina.

IgA. Imunoglobulina A.

IgE. Imunoglobulina E.

IgG. Imunoglobulina G.

IgM. Imunoglobulina M.

ILA. Índice de líquido amniótico.

IM. Intramuscular.

INC. Incubadora.

ITU. Infecção do trato urinário.

IV. Intravenoso.

JJ. Jejum.

LA. Líquido amniótico. Pode também significar "leite artificial" (fórmula láctea).

LD. Livre demanda (amamentação conforme a necessidade do RN).

LM. Leite materno.

LMD. Leite materno doado.

LMO. Leite materno ordenhado.

LMP. Leite materno pasteurizado.

MBP. Muito baixo peso (peso do RN ao nascer inferior a 1.500 g).

MF. Movimentos fetais.

MEC. Mecônio.

MID. Membro inferior direito.

MIE. Membro inferior esquerdo.

mmHg. Milímetros de mercúrio.

MMII. Membros inferiores.

MMSS. Membros superiores.

MSD. Membro superior direito.

MSE. Membro superior esquerdo.

NPP. Nutrição parenteral prolongada.

NPT. Nutrição parenteral total.

NV. Nascido vivo.

OD. Ovário direito.

OE. Ovário esquerdo.

OF. Óbito fetal.

P. Parto. Pode também significar "peso", "púbis", "posterior" (referente à posição do feto na pelve materna) e "pulso".

PA. Pressão arterial. Pode também significar "Perímetro abdominal".

PAD. Pressão arterial diastólica.

PARA. Paridade (referente ao número de partos anteriores).

PAS. Pressão arterial sistólica.

PC. Parto cesárea. Pode também significar "perímetro cefálico".

PCR. Parada cardiorrespiratória.

PF. Parto fórceps.

PIG. Pequeno para a idade gestacional.

PKU. PhenylKetonUria (fenilcetonúria). Popularmente conhecido como Teste do Pezinho.

PMT. Prematuro.

PN. Parto normal. Pode também significar "parto natural" e "peso ao nascer".

PNH. Parto natural humanizado.

PP. Placenta prévia.

PT. Perímetro torácico.

RCP. Ressuscitação cardiopulmonar.

RM. Ressonância magnética.

RN. Recém-nascido.

RNPT. Recém-nascido pré-termo.

RNT. Recém-nascido a termo.

RPA. Recuperação pós-anestésica.

RPM. Ruptura prematura das membranas.

rpm. Respiração por minuto.

RV. Reflexo vermelho.

RX. Raio X.

SC. Subcutânea.

SDR. Síndrome do desconforto respiratório.

Sem. Semanas.

SF. Soro fisiológico. Pode também significar "sofrimento fetal".

SFA. Sofrimento fetal agudo.

SFG. Soro glicofisiológico.

SG. Soro glicosado.

SL. Sublingual.

SM. Seio materno.

s/n. Se necessário.

SNC. Sistema nervoso central.

SNE. Sonda nasoenteral.

SNG. Sonda nasogástrica.

SOG. Sonda orogástrica.

SP. Sala de parto.

SpO2. Saturação parcial de oxigênio pela oximetria de pulso.

T. Temperatura.

TEP. Tromboembolismo pulmonar.

TIP. Tipagem sanguínea.

TP. Trabalho de parto.

TPP. Trabalho de parto prematuro.

TVP. Trombose venosa profunda.

U. Unidade.

UI. Unidade de Internação.

US. Ultrassonografia.

VDRL. Venereal Disease Research Laboratory. Teste para identificação de pacientes com sífilis.

VO. Via oral. Pode também significar "violência obstétrica".

VP. Veia periférica. Pode também significar "via parenteral".

VR. Via retal.

VV. Via vaginal.

Referências

3 VACINAS que a grávida precisa tomar. **Pais & Filhos**, São Paulo, 15 ago. 2016. Disponível em: https://paisefilhos.uol.com.br/gravidez/3-vacinas-que-a-gravida-precisa-tomar/. Acesso em: 19 fev. 2019.

ADOLESC. **Avaliação do estágio de maturidade sexual**. [*s. d.*]. Disponível em: https://www.google.com.br/search?q=estagios+da+puberdade&tbm=isch&tbo=u&source=univ&sa=X&ved=2ahUKEwjixIDdncjdAhVEC5AKHV77C28QsAR6BAgEEAE&biw=1920&bih=920#imgrc=_icxUE91whdDFM. Acesso em: 17 out. 2018.

ANDREOLI, T. E. *et al*. **Cecil medicina interna básica**. 5. ed. Rio de Janeiro: Guanabara Koogan, 2002.

ASSEMBLEIA LEGISLATIVA DO ESTADO DE SÃO PAULO. Lei nº 12.551, de 5 de março de 2007. Dispõe sobre a obrigatoriedade de realização, por maternidades e estabelecimentos hospitalares congêneres do Estado, de exame, gratuito, de diagnóstico clínico de retinopatia da prematuridade - Reflexo Vermelho (Teste do Olhinho). **Assessoria Técnico-Legislativa São Paulo**. São Paulo, 5 mar. 2007. Disponível em: https://www.al.sp.gov.br/repositorio/legislacao/lei/2007/lei-12551-05.03.2007.html. Acesso em: 17 mar. 2018.

BARCELOS, R. S.; ZANINI, R. V.; SANTOS, I. S. Distúrbios menstruais entre mulheres de 15-54 anos de idade em Pelotas, Rio Grande do Sul, Brasil: estudo de base populacional. **Cadernos de Saúde Pública**, Rio de Janeiro, v. 29, n. 11, nov. 2013. Disponível em: http://www.scielo.br/scielo.php?script=sci_arttext&pid=S0102-311X2013001100019&lng=pt&nrm=iso. Acesso em: 25 fev. 2019.

BASTOS, J. A. S. **Graus de dificuldade para formação dos diagnósticos e intervenções de enfermagem**. 2004. Dissertação (Mestrado em Enfermagem) – Escola de Enfermagem da Universidade de São Paulo, São Paulo, 2009.

BATISTA, R. S.; GOMES, A. P. **Bizu comentado**: perguntas e respostas comentadas de saúde pública. 2. ed. Rio de Janeiro: Rubio, 2010.

BOWNDY, J. *et al*. **Enfermagem médico-cirúrgica**. Rio de Janeiro: Reichman & Affonso, 2004.

BRASIL. Lei nº 11.340, de 7 de agosto de 2006. **Diário Oficial [da] República Federativa do Brasil**, Poder Executivo. Brasília, DF, 8 ago. 2006. Disponível em: http://www.planalto.gov.br/ccivil_03/_ato200 4-2006/2006/lei/l11340.htm. Acesso em: 25 fev. 2019.

BRASIL. Lei nº 13.002, de 20 de junho de 2014. **Diário Oficial [da] República Federativa do Brasil**, Poder Executivo. Brasília, DF, 23 jun. 2014. Disponível em: http://www.planalto.gov.br/ccivil_03/_Ato201 1-2014/2014/Lei/L13002.htm. Acesso em: 17 mar. 2018.

BRASIL. Ministério da Saúde. **Atenção à saúde do recém-nascido**: guia para os profissionais de saúde. 2. ed. Brasília, DF, 2012a. Disponível em: http://bvsms.saude.gov.br/bvs/publicacoes/atencao_saude_ recem_nascido_profissionais_v1.pdf. Acesso em: 21 fev. 2019.

BRASIL. **Atenção ao pré-natal de baixo risco**. Brasília, DF, 2012b. Disponível em: http://bvsms.saude.gov.br/bvs/publicacoes/cadernos _atencao_basica_32_prenatal.pdf. Acesso em: 19 fev. 2019.

BRASIL. **Caderneta da gestante**. Brasília, DF, [*s. d.*]. Disponível em: http://portalms.saude.gov.br/saude-para-voce/saude-da-mulher/ caderneta-da-gestante. Acesso em: 28 out. 2018.

BRASIL. **Diretrizes de atenção à saúde ocular na infância**: detecção e intervenção precoce para prevenção de deficiências visuais. 2. ed. Brasília, DF, 2016. Disponível em: http://bvsms.saude.gov.br/bvs/publicacoes/ diretrizes_saude_ocular_infancia_prevencao_deficiencias_visuais.pdf. Acesso em: 17 mar. 2018.

BRASIL. **Doenças sexualmente transmissíveis**. Brasília, DF, 9 set. 2015. Disponível em: http://bvsms.saude.gov.br/dicas-em-saude/ 2063-doencas-sexualmente-transmissiveis-dst. Acesso em: 22 fev. 2019.

BRASIL. **Gestação de alto risco**: manual técnico. 5. ed. Brasília, DF, 2012c. Disponível em: http://bvsms.saude.gov.br/bvs/publicacoes/ manual_tecnico_gestacao_alto_risco.pdf. Acesso em: 20 fev. 2019.

BRASIL. **Gestantes de todo o país devem atualizar caderneta de vacinação**. Brasília, DF, 9 mar. 2018. Disponível em: http://portalms. saude.gov.br/noticias/agencia-saude/42730-gestantes-de-todo-pais-devem-atualizar-caderneta-de-vacinacao. Acesso em: 19 fev. 2019.

BRASIL. **HumanizaSUS**: documento base para gestores e trabalhadores do SUS. 4. ed. Brasília, DF, 2008. Disponível em: http://bvsms. saude.gov.br/bvs/publicacoes/humanizasus_gestores_trabalhadores _sus_4ed.pdf. Acesso em: 29 out. 2018.

BRASIL. **Manual de normas técnicas e rotinas operacionais do Programa Nacional de Triagem Neonatal**. Brasília, DF, 2002. Disponível em: http://bvsms.saude.gov.br/bvs/publicacoes/triagem_ neonatal.pdf. Acesso em: 11 mar. 2018.

CABRAL, A. C. V. *et al*. **Manual de assistência ao parto**. São Paulo: Atheneu, 2002.

CAIXETA, A. M. S. Revisão bibliográfica: diagnósticos de enfermagem. **Anuário da produção acadêmica docente – Kroton Educacional**, [*s. l.*], v. 1, n. 1, 2007.

CALENDÁRIO DE VACINAÇÃO SBIm Gestante. São Paulo: Sociedade Brasileira de Imunizações, 2018. Disponível em: https:// sbim.org.br/images/calendarios/calend-sbim-gestante.pdf. Acesso em: 19 fev. 2019.

CAMANO, L. *et al*. **Guia de obstetrícia**. Barueri: Manole, 2005.

CARVALHO, G. M. **Enfermagem em obstetrícia**. 3. ed. rev. atual. São Paulo: E.P.U., 2007.

CASIQUE, L.; FUREGATO, A. R. F. Violência contra mulheres: reflexões teóricas. **Revista Latino-Americana de Enfermagem**, Ribeirão Preto, v. 14, n. 6, 2006.

CASTRO, J. C. **Parto humanizado na visão dos profissionais de saúde envolvidos com a assistência à saúde da mulher**. 2003. Dissertação (Mestrado em Enfermagem) – Escola de Enfermagem de Ribeirão Preto, Universidade de São Paulo, Ribeirão Preto, 2003.

CONSELHO REGIONAL DE ENFERMAGEM DE SERGIPE. **Parecer Técnico nº 04/2016**: atuação dos profissionais de enfermagem na realização de exames. Aracaju, 2016. Disponível em: http://se.corens. portalcofen.gov.br/parecer-tecnico-corense-no-042016_8176.html. Acesso em: 25 fev. 2019.

COSTA, M. L. B. **Implicações de risco para a gestante quando desenvolve diabetes mellitus**. 2005. Monografia (Especialização) – Centro Universitário São Camilo, São Paulo, 2005.

DATASUS. **Definições**. Brasília, DF, [*s. d.*]. Disponível em: http://www.datasus.gov.br/cid10/V2008/WebHelp/definicoes.htm. Acesso em: 19 fev. 2019.

DOCHTERMAN, J. M.; BULECHEK, G. M. **Classificação das intervenções de enfermagem (NIC)**. 3. ed. Porto Alegre: Artmed, 2004.

DOTTO, L. M. G. **Atenção qualificada ao parto: a realidade da assistência de enfermagem em Rio Branco - AC**. 2006. Tese (Doutorado em Enfermagem) – Escola de Enfermagem de Ribeirão Preto, Universidade de São Paulo, Ribeirão Preto, 2006.

VARELLA, D. **Corpo humano**: mamas. Disponível em: https://drauziovarella.uol.com.br/corpo-humano/mama/. Acesso em: 25 fev. 2019.

DUARTE, J. C. V. **Gravidez na adolescência**. 2011. Monografia (Especialização). Universidade Aberta do Brasil, Universidade Federal do Paraná, Toledo, 2011.

EXAME FÍSICO do recém-nascido. São Paulo: Universidade de São Paulo, [*s. d.*]. Disponível em: https://edisciplinas.usp.br/pluginfile.php/3905387/mod_resource/content/1/ExamefisicoRN_04_08_2017.pdf. Acesso em: 20 fev. 2019.

FIGUEIREDO, N. M. A.; VIANA, D. L. (Orgs.). **Tratado prático de enfermagem**. São Caetano do Sul: Yendis, 2006.

GOMES, F. A. **Sistema de informação hospitalar do Sistema Único de Saúde (SIH-SUS)**: contribuição para o estudo de mortalidade materna no Brasil. 2002. Tese (Doutorado em Enfermagem) – Escola de Enfermagem de Ribeirão Preto, Universidade de São Paulo, Ribeirão Preto, 2002.

GONÇALVES, M. S. *et al.* Violência obstétrica na visão de enfermeiras obstetras. **Revista da Rede de Enfermagem do Nordeste**, Fortaleza, v. 15, n. 4, jul./ago. 2014. Disponível em: http://www.redalyc.org/articulo.oa?id=324032212020. Acesso em: 25 fev. 2019.

GONZALEZ, H. *et al.* **Enfermagem em ginecologia e obstetrícia**. 15. ed. São Paulo: Editora Senac São Paulo, 2010.

GOUVEIA, H. G.; LOPES, M. H. B. M. Diagnósticos de enfermagem e problemas colaborativos mais comuns na gestação de risco. **Revista Latino-Americana Enfermagem**, Ribeirão Preto, v. 12, n. 2, 2004.

GUARIENTO, A. *et al*. **Manual de condutas em patologias obstétricas**. 2. ed. São Paulo: Hospital e Maternidade Santa Joana, 2003.

GUIMARÃES, D. T. (Org.). **Dicionário de termos médicos e de enfermagem**. São Paulo: Rideel, 2002.

HORST, W.; SILVA, J. C. Prolapsos de órgãos pélvicos: revisando a literatura. **Arquivos Catarinenses de Medicina**, Florianópolis, v. 45, n. 2, abr./jun. 2016. Disponível em: http://www.acm.org.br/acm/seer/index.php/arquivos/article/viewFile/79/75. Acesso em: 29 out. 2018.

MATTIA, D.; ANDRADE, S. R. Nursing care in blood transfusion: a tool for patient monitoring. **Texto & contexto – Enfermagem**, Florianópolis, v. 25, n. 2, 2016. Disponível em: http://www.scielo.br/scielo.php?script=sci_arttext&pid=S0104-07072016000200308&lng=en&nrm=iso. Acesso em: 20 fev. 2019.

MOORHEAD, S.; JOHNSON, M.; MAAS, M. (Orgs.). **Classificação dos resultados de enfermagem (NOC)**. 3. ed. Porto Alegre: Artmed, 2008.

MURTA, G. F. (Org.). **Saberes e práticas**: guia para ensino e aprendizado de enfermagem. 10. ed. São Caetano do Sul: Difusão, 2017.

NEME, Bussâmara. **Obstetrícia básica**. 3. ed. São Paulo: Sarvier, 2005.

NORTH AMERICAN NURSING DIAGNOSIS ASSOCIATION. **Diagnósticos de enfermagem da NANDA**: definições e classificações 2007-2008. Porto Alegre: Artmed, 2008.

PARANÁ (Estado). Secretaria da Saúde. **Caderno de atenção à saúde da criança**: recém-nascido de risco. Curitiba, [*s. d.*]. Disponível em: http://www.saude.pr.gov.br/arquivos/File/opdf1.pdf. Acesso em: 21 fev. 2019.

PARANÁ. **Conceitos e definições**. Curitiba, [*s. d.*]. Disponível em: http://www.saude.pr.gov.br/modules/conteudo/conteudo.php?conteudo=668. Acesso em: 20 fev. 2019.

PAULSEN, F.; WASCHKE, J. (Orgs.). **Sobotta**: atlas de anatomia humana. Rio de Janeiro: Guanabara Koogan, 2018.

PORTO, A. *et al*. **Curso didático de enfermagem**: módulo II. 5. ed. São Caetano do Sul: Yendis, 2009.

SANTOS, N. C. S. **Assistência de enfermagem materno-infantil**. 2. ed. rev. São Paulo: Iátria, 2009.

SÃO PAULO. Secretaria da Saúde. **Manual técnico**: saúde da mulher nas Unidades Básicas de Saúde. 4. ed. São Paulo: SMS, 2012.

SILVA, G. T. R.; SILVA, S. R. L. P. T. **Manual do técnico e auxiliar de enfermagem**. São Paulo: Martinari, 2014.

SILVA, J. C. **Manual obstétrico**: guia prático para a enfermagem. 2. ed. rev. ampl. São Paulo: Corpus, 2007.

SMITH, R. P. **Ginecologia e obstetrícia de Netter**. Porto Alegre: Artmed, 2004.

SOCIEDADE BRASILEIRA DE PEDIATRIA. **Infra-estrutura para atendimento integral ao recém-nascido**. São Paulo: SBP, 2010. Disponível em: http://www.sbp.com.br/fileadmin/user_upload/pdfs/sbp-dc-neo-infraestrutura-integral-21nov2010aprovado.pdf. Acesso em: 20 fev. 2019.

SOUZA, R. *et al*. Diagnóstico e conduta na síndrome HELLP. **Revista Médica de Minas Gerais**, Belo Horizonte, n. 4, supl. 3, 2009.

TAMBURRO, P. O. B. **Diabetes mellitus gestacional**: uma visão sobre a humanização da assistência durante a internação de gestantes descompensadas. 2007. Monografia (Especialização) – Centro Universitário São Camilo, São Paulo, 2007.

VALENÇA, C. N.; NASCIMENTO FILHO, J. M.; GERMANO, R. M. Mulher no climatério: reflexões sobre desejo sexual, beleza e feminilidade. **Saúde e sociedade**, São Paulo, v. 19, n. 2, jun. 2010. Disponível em: http://www.scielo.br/scielo.php?script=sci_arttext&pid=S0104-12902010000200005&lng=pt&nrm=iso. Acesso em: 11 mar. 2018.

VOLPATO, A. C. B.; PASSOS, V. C. S. (Orgs.). **Técnicas básicas de enfermagem**. 2. ed. São Paulo: Martinari, 2007.

ZIEGEL, E. E.; CRANLEY. M. S. **Enfermagem obstétrica**. Rio de Janeiro: Guanabara Koogan, 2008.

Índice geral

1ª consulta do pré-natal, 143

1º trimestre (1ª à 13ª semana), 126

2º trimestre (14ª à 27ª semana), 130

3º trimestre (28ª à 40ª semana), 134

Abortamento, 183

Adolescência × puberdade, 138

Agradecimentos, 11

Alterações do líquido amniótico, 209

Alterações ligadas ao tempo de gestação – definições, 167

Alterações no processo de fecundação e na divisão celular, 192

Alterações sistêmicas, 242

Amamentação, 265

Âmnio, 125

Anexo – Siglas em ginecologia e obstetrícia, 275

Anexos embrionários, 124

Ansiedade, 49

APGAR, 259

Apresentação, 13

Apresentação cefálica, 223

Apresentação pélvica, 225

Apresentações do bebê, 223

Assistência ao parto, 219

Assistência ao recém-nascido, 250

Atribuições do auxiliar de enfermagem, 253

Atribuições do enfermeiro obstetra, 147

Atribuições do técnico de enfermagem, 256

Atribuições do técnico e do auxiliar de enfermagem, 147

Avaliação do neonato, 259

Bartholinite, 61

Caderneta da gestante, A, 148

Cálculo da data provável do parto pelo método Näegele, 151
Cálculo da idade gestacional com a utilização do calendário, 150
Câncer de colo de útero, 69
Câncer de mama, 53
Câncer de ovário, 72
Câncer endometrial, 71
Capurro, 260
Carcinoma de vulva, 59
Causas e repercussões, 138
Causas mais comuns, 52, 53, 58, 60, 61, 63, 65, 66, 67, 70, 71, 73, 75, 76, 78, 169, 170, 174, 176, 178, 184, 187, 189, 192, 195, 198, 201, 207, 209, 211,
Ciclo menstrual, 28
Classificação do recém-nascido, 262
Classificação quanto à clínica, 183
Classificação quanto à época, 183
Classificação quanto à motivação, 184
Climatério e menopausa, 45
Competências do enfermeiro, 18
Competências do técnico e do auxiliar de enfermagem, 18
Complicações, 169, 171, 174, 176, 179, 184, 187, 190, 192. 196, 199, 201, 207, 209, 212,
Condutas, 175, 177, 179,
Condutas a sintomas comuns do período gestacional, 213
Consultas de pré-natal subsequentes, 146
Cordão umbilical, 126
Apresentação córmica, 226
Cuidados específicos, 56
Cuidados gerais, 56
Cuidados no parto e pós-parto, 205
Curva glicêmica com sobrecarga, 204
Dedicatória, 9
Descolamento prematuro da placenta, 189
Desenvolvimento fetal no 1º trimestre, 126
Desenvolvimento fetal no 2º trimestre, 130
Desenvolvimento fetal no 3º trimestre, 134

Diabetes gestacional, 201

Diagnóstico, 52, 55, 59, 60, 62, 63, 65, 66, 68, 70, 72, 73, 75, 77, 78, 169, 171, 174, 177, 179, 185, 188, 190, 193, 196, 199, 203, 207, 209, 212

Diagnóstico do trabalho de parto, 227

Diagnóstico: Medo/ansiedade – relativo a ameaça ao bem-estar materno e fetal, 159

Diagnóstico: Déficit no autocuidado para banho/higiene corporal e íntima, 163

Diagnóstico: Distúrbio no padrão de sono – relativo à privação do sono resultante da realização de procedimentos, 161

Diagnóstico: Dor aguda, 160

Diagnóstico: Eliminação urinária e intestinal alterada/prejudicada, 162

Diagnóstico: Integridade da pele prejudicada, 162

Diagnóstico: Mobilidade física prejudicada, 164

Diagnóstico: Risco de baixa autoestima situacional, 163

Diagnóstico: Risco para infecção, 157

Diagnóstico: Risco para maternidade alterada, 165

Diagnósticos: Manutenção da saúde alterada e Déficit de conhecimento – relativo à integração da nova condição de saúde (gestação) com a intercorrência preexistente, 158

Disfunção sexual, 50

Distúrbios menstruais, 39

Doença inflamatória pélvica, 67

Doença trofoblástica gestacional (mola hidatiforme ou gravidez molar), 192

Doenças ginecológicas e das mamas, 51

Doenças sexualmente transmissíveis, 79

Eclâmpsia, 176

Endometriose, 64

Enfermagem em neonatologia, 247

Estresse, 50

Etapas do processo de parturição, 230

Exames ginecológicos básicos/de rotina, 86

Exames ginecológicos complementares, 93

Exames ginecológicos e nas mamas, 83

Exames preconizados pelo Ministério da Saúde, 256

Fases biológicas da mulher, 27

Fisiologia e fases da gravidez, 121

Fogachos, 49

Gestação, 119

    Gestação com idade igual ou inferior a 36 semanas e quadro hemorrágico leve, 199

    Gestação com idade igual ou superior a 36 semanas, 199

Gestação no 1º trimestre, 127

Gestação no 2º trimestre, 131

Gestação no 3º trimestre, 135

Gestação prolongada e gestação pós-termo, 168

Glicemia de jejum, 203

Gravidez ectópica, 186

Gravidez na adolescência, 138

Higiene e segurança do profissional e da paciente durante os exames, 84

Hiperêmese gravídica, 207

Hormônios sexuais femininos, 28

Indução do trabalho de parto, 229

Inserção baixa da placenta (placenta prévia), 197

Insônia, 49

Intercorrências obstétricas, 167

Intervenções de enfermagem, 41, 48, 52, 56, 59, 61, 62, 64, 65, 67, 68, 71, 72, 74, 76, 77, 79, 92, 110, 117, 129, 133, 137, 141, 146, 158, 159, 160, 161, 162, 163, 164, 165, 170, 172, 175, 177, 179, 186, 188, 191, 194, 196, 200, 206, 208, 210, 213, 230, 231, 232, 235, 236, 237, 243, 252, 272

Intervenções de enfermagem com execução de cuidados intermediários, 110

Intervenções de enfermagem com execução de cuidados mínimos, 92

Introdução – A saúde da mulher e o papel da enfermagem, 17

Involução uterina, 241

Leucorreia, 63

Mamas, 242

Mastalgia, 51

Materiais e equipamentos necessários para a assistência ao neonato, 250

Medidas preventivas das complicações associadas à amamentação, 267

Menacme, 44
Menstruação, 28
Métodos anticoncepcionais, 30
Métodos para identificação da idade gestacional (IG) e da data provável do parto (DPP), 150
Mioma uterino/fibromioma, 66
Nomenclatura em neonatologia, 247
Nota do editor, 7
Oligoâmnio, 209
Orientações para a alta, 57
Osteoporose, 49
Outras classificações, 184
Ovarite e salpingite, 76
Parto cesariana, 223
Parto fórceps, 226
Parto vaginal, 221
Patologias na gestação, 201
Pega correta, A, 270
Período de dequitação ou secundamento, 235
Período de dilatação, 231
Período de observação/quarto período/período de Greenberg, 237
Período expulsivo, 234
Placenta, 124
Planta física e instalações para a assistência ao neonato, 248
Poli-hidrâmnio, 211
Posições para a amamentação, 268
Pré-eclâmpsia, 174
Pré-natal, 143
Pré-natal na gestação de alto risco, 155
Principais exames nas mamas, 111
Procedimentos técnicos realizados durante o pré-natal, 150

Produção do leite e as primeiras mamadas, A, 265

Prolapso de órgãos pélvicos, 78

Puberdade, 43

Puerpério, 240

Puerpério imediato (do 1º ao 10º dia após o parto), 241

Puerpério remoto (entre o 42º e o 45º dia após o parto), 245

Puerpério tardio (do 11º ao 42º dia após o parto), 244

Referências, 281

Riscos médicos, 139

Riscos não médicos, 139

Ruptura uterina, 194

Sinais e sintomas sugestivos de gravidez, 120

Síndrome do ovário policístico, 74

Síndrome HELLP, 178

Síndromes hemorrágicas da gestação, 182

Síndromes hipertensivas da gestação, 172

Sintomas, 53, 58, 60, 62, 63, 65, 66, 68, 70, 71, 73, 75, 77, 78

Sistema reprodutor feminino, O, 21

Sumário, 5

Técnicas para indução do parto, 230

Teste de sobrecarga com 50 g de dextrosol, 204

Trabalho de parto prematuro, 170

Tratamento, 52, 55, 59, 60, 62, 63, 65, 67, 68, 70, 72, 74, 76, 77, 79, 169, 171, 174, 177, 179, 185, 188, 190, 193, 196, 199, 204, 207, 210, 212

Tratamento e terapia de reposição hormonal, 47

Vacinações, 151

Violência contra a mulher, 19

Violência obstétrica, 20

Vulva, vagina e região perianal, 242

Vulvovaginite, 58